GULLIVER

119

Rosa Riedl, Schutzgespenst wurde mehrfach ausgezeichnet:
Österreichischer Jugendbuchpreis
Auswahlliste zum Deutschen Jugendliteraturpreis
Ehrenliste zum Kinder- und Jugendbuchpreis der Stadt Wien

Christine Nöstlinger

Rosa Riedl, Schutzgespenst

Roman

EIN GULLIVER VON BELTZ & GELBERG

Ebenfalls lieferbar: Begleitmaterial für Lehrerinnen und Lehrer
»Rosa Riedl, Schutzgespenst« im Unterricht – in der Reihe
Lesen, Verstehen, Lernen
Kostenloser Download unter www.beltz.de/lehrer

www.gulliver-welten.de
Gulliver 119

Die Taschenbuchausgabe erfolgt
mit freundlicher Genehmigung der Autorin
Neue Rechtschreibung
Markenkonzept: Groothuis, Lohfert, Consorten, Hamburg
Einbandtypographie: Max Bartholl
Einbandbild: Anna Luchs
Gesamtherstellung: Druck Partner Rübelmann, Hemsbach
Printed in Germany
ISBN 978-3-407-78119-2
13 14 15 16 17 12 11 10 09 08

Achtzehn Kapitel
und was darin geschieht

1. Kapitel,

in dem erklärt wird, warum die Geschichte besser doch nicht im Jahr 1944 ihren Anfang nimmt.

Mit der Rosa Riedl hatte eine Menge Leute zu tun. Nicht nur Tina und Nasti. Ein ganzer Häuserblock war irgendwie und irgendwo in die Geschichte verwickelt. Die Frau Wokurka – zum Beispiel – auch. Die Frau Wokurka ist die Hausmeisterin vom 44er Haus in der Geyergasse. Und wenn es nach der ginge, dann müsste die Geschichte im Jahr 1944 anfangen, an einem Sonntag um neun Uhr in der Früh. Da haben nämlich sämtliche Marillenmarmeladegläser* auf ihrer Kredenz oben zu wackeln angefangen. Und dann ist ein Marmeladeglas richtig hochgehopst – bis fast zum Plafond. Und dann ist es durch die Küche geschwebt, immer ganz knapp unter der Zimmerdecke, bei der Oberlichte von der Küchentür, die offen war, ist es auf den Gang hinaus und war einfach weg. Die Frau Wokurka war, wie sie jetzt sagt, fix und fertig! Sie hat sich vor Schreck überhaupt nicht rühren können. Als ob ein eiskalter Blitz in sie eingeschlagen hätte, war ihr. Erst wie die Sirenen zu heulen angefangen haben, hat sie

* Christine Nöstlinger ist Wienerin. Und ihr Buch spielt in Wien. Die handelnden Personen – und auch das Schutzgespenst – sind also Wiener. Daher reden sie so, wie man eben in Wien redet. Sie verwenden dabei Wörter, die man in Wien und in Österreich stets verwendet und hört, aber in anderen Gebieten des deutschen Sprachraums nicht. Dialektwörter werden auf den Seiten 199 und 200 erklärt.

sich wieder bewegen können und ist in den Keller hinuntergelaufen. (Im Jahr 1944 war Krieg. Immer wenn die amerikanischen Flugzeuge gekommen sind, haben die Sirenen geheult, damit sich die Leute vor den Bomben in den Kellern verstecken.)
Dreimal, sagt die Frau Wokurka, ist ihr so etwas Sonderbares passiert. Im Herbst darauf sind zwei Landeier bei der Oberlichte hinaus, und im Winter dann, da war es ein Stück Speck. Den Speck hat die Frau Wokurka im Kasten versteckt gehabt, weil damals Speck-Haben verboten war. (Den Speck hat man nur im Schleichhandel kaufen können und der Schleichhandel war besonders verboten.)
Die Frau Wokurka hat genau gesehen, wie plötzlich die Kastentür von selber aufgegangen ist, und dann ist der Speck heraus. Die Frau Wokurka wollte den Speck festhalten. Der Speck war sehr wichtig für sie! Einen Wintermantel und ein ganz neues Seidennachthemd hatte sie dem Bauern dafür gegeben. Aber der Speck hat sich nicht festhalten lassen. Die Frau Wokurka hat sogar »Hier geblieben!« geschrien. Es hat nichts genutzt. Der Speck ist bei der Oberlichte hinaus. Genauso wie die zwei Eier und die Marillenmarmelade.
»Wär'n andere Zeiten g'wesn«, sagt die Frau Wokurka, »hätt i natürlich ein G'schrei gemacht! Na, was glauben S' denn sonst?« Aber damals, sagt die Frau Wokurka, damals waren die Zeiten nicht danach. Damals geschahen noch viel fürchterlichere Sachen, als

dass ein bisschen Essen in der Luft herumschwebte. Und außerdem, sagt sie, war man damals ans Mundhalten gewöhnt. »Man hat sich doch nichts zu sagen getraut!«, sagt sie. »Nicht, dass man den Krieg nimmer will. Und den Hitler nimmer will! Und eben auch nicht, dass die Marmelad' herumgeflogen ist!« Außerdem hätte die Frau Wokurka ja eingesperrt werden können, wenn sie davon erzählt hätte. Entweder, weil man sie für verrückt gehalten hätte oder weil sie Speck und Eier gehabt hat. Sogar den Zucker zum Marillen-Einkochen hätte man ihr vorwerfen können, denn die paar Dekagramm Zucker, die man auf die Lebensmittelkarte bekommen hat, die haben zum Marmeladekochen nicht ausgereicht.

Nein! Die Frau Wokurka und ihre schwebenden Fresssachen in Ehren – aber wenn die Geschichte im Jahr 1944 beginnt, wird sie zu kompliziert. Da müssen dann auch die Bomben und die Lebensmittelkarten in die Geschichte hinein und die Leute, die in den Kellern hocken und Angst haben. Und die Russen kommen dann und die Amerikaner auch und das, was »Wiederaufbau« geheißen hat, und bis die Geschichte endlich bei Tina und Nasti ist, sind schon hundert Seiten um.

Es genügt wirklich, wenn wir uns merken, dass vor vielen, vielen Jahren einmal ein eiskalter Blitz in die Frau Wokurka gefahren ist. (Übrigens ist damals – dreimal hintereinander, einmal im Mai, einmal im Herbst und einmal im Winter, ein feuriger, freudiger Schreck durch die Frau Sedlak gefahren. Die Frau Sedlak ist die Nachbarin von der Frau Wokurka gewesen. Und die drei feurigen Schrecke hat sie bekommen, wie ein Glas mit Marillenmarmelade, zwei Eier und ein echter Waldviertler-Bauernspeck bei ihrer Oberlichte hereingeschwebt sind. »Wer in so lausigen Zeiten viel fragt, der verhungert«, hat die Frau Sedlak damals zu sich selber gesagt und die Marmelade hat sie dem Hansi aufs Brot gestrichen und die Eier hat sie der Kathi gekocht und den Speck hat sie dem Großvater geschenkt. Aber erzählt hat sie niemandem davon. Damals, sagt auch die Frau Sedlak, war es immer besser, den Mund zu halten.)

Ich beginne also doch lieber mit der Geschichte im Jahr 1978! Die Frau Wokurka ist jetzt 62 Jahre alt. Tina und Nasti sind elf Jahre alt. Die Tina heißt auch Wokurka, weil die Wokurka ihre Großmutter ist. Die Nasti heißt Sommer. Und Großmutter hat sie keine.
Und jetzt erkläre ich noch schnell, wieso ich über die ganze Geschichte so gut Bescheid weiß. Weil ich neugierig bin. Und weil ich im Häuserblock neben dem Häuserblock wohne, in dem Nasti und Tina und die Frau Sedlak und Frau Wokurka wohnen; und alle anderen auch, die es mit der Rosa Riedl zu tun bekamen.

2. Kapitel,

in dem wichtige Kleinigkeiten erwähnt werden und Nastis Spezialproblem ausführlich behandelt wird.

Tina und Nasti waren Freundinnen aus Bequemlichkeit. (Weil sie gleich alt sind, weil sie in dieselbe Klasse gehen und weil sie im selben Häuserblock wohnen.)
Wenn Nasti langweilig war, schaute sie zum Küchenfenster hinaus und sah, genau gegenüber, das Küchenfenster von Tina. Dann rief sie: »Tina!« Mehr zu rufen wagte sie nicht. (Wegen der Dostal. Die wohnt unter Nasti und regt sich auf, wenn quer über die Hinterhöfe gebrüllt wird. »Das ist nicht fein«, sagt sie. Die Dostal nämlich ist sehr fein. So fein, dass sie auch im Sommer Handschuhe trägt. Sie spricht auch sehr fein. Zur Gemüsefrau sagt sie: »Eunen Bund Dülle und eun Külo Kölch, bitte!«)
Wegen dieser Frau Dostal haben Tina und Nasti eine geheime Zeichensprache erfunden. Eine Hand am Mund heißt: Mir ist fad! Ein Daumen nach unten: Kommst du in den Hof? Ein Daumen auf die Brust: Komm zu mir herüber! Und eine Faust gegen die Stirn geschlagen: Ich bin mit der Aufgabe noch nicht fertig.
Im Sommer sah man Nasti und Tina, wenn sie bei den Küchenfenstern standen, meistens mit nach unten gerichteten Daumen. Und kurz danach konnte man sie dann im Hof unten sehen.

Zwischen dem Hinterhof von Tina und dem Hinterhof von Nasti ist ein Bretterzaun. Dem fehlt seit Jahren eine Holzlatte. Nasti kann durch diesen Spalt zu Tina hinüberschlüpfen. Umgekehrt geht das nicht, denn Tina ist doppelt so dick wie Nasti. Das macht aber gar nichts, denn Tinas Hof ist ohnehin der hübschere. Bei Nasti gibt es bloß drei Mistkübel, eine Klopfstange, einen Hackstock und einen mageren Fliederbusch.
Tinas Hinterhof aber ist ein richtiger Garten. Eine winzige Wiese ist da – so groß wie eine Küche ungefähr –, Rosensträucher gibt es und einen gipsernen Gartenzwerg mit einer Laterne. Und dann gibt es noch die Laube. Die ist mit wildem Wein bewachsen. Bis spät in den Herbst hinein, bis die Weinblätter abfallen, kann kein Mensch in die Laube hineinsehen, so dicht sind die Blätter. Sie hängen auch über die Laubenöffnung, man muss sich bücken, damit man in die Laube schlüpfen kann.
Tina und Nasti saßen gern in der Laube. Oft war der alte Kater der Frau Sedlak bei ihnen. Manchmal kam auch der Hund vom alten Franz. Der alte Franz wohnt in Nastis Haus. Der Hund kam ebenfalls durch die Zaunlücke.
Wenn der Hund vom Herrn Franz auf die Laube zuwedelte, sagte Nasti: »Ich muss jetzt heimgehen!«, und schlüpfte aus der Laube und durch das Zaunloch und lief in ihr Haus. Nasti hatte vor dem Hund Angst. Das konnte sie aber nicht zugeben, weil der Hund so win-

zig klein war. Tina hätte ja nicht einmal begriffen, dass jemand vor großen Hunden Angst hat. Tina liebt alle Hunde! Tina streichelt wildfremde Bernhardiner auf der Straße und öffnet seelenruhig Schrebergartentüren, hinter denen Rottweiler oder Boxer knurren. Tina hat vor überhaupt nichts Angst!
Nasti hatte leider immer Angst. Nicht nur vor kleinen und großen Hunden. Auch Angst vor Kellern, Angst vorm Alleinsein, Angst vor Dachböden und Angst vor unbekannten Geräuschen. Nasti bekam Angst, wenn sie am Abend im dunklen Zimmer lag und auf der Straße ein Auto fuhr, weil dann ein Lichtstreifen über die Zimmerdecke wanderte. Auch der Fußboden im Kinderzimmer machte ihr Angst. Der knackte und krachte manchmal. Ganz von selber.
Vor dem Klo hatte Nasti auch Angst. Sie meinte immer, von unten, aus dem Abflussrohr, könnte eine nasse, grausliche, glitschige Hand kommen und sie anfassen. Darum ließ sie immer die Klotür offen; auch wenn sich der Papa darüber beschwerte. (Nastis Papa hat eine empfindliche Nase.)
Besonders arg waren für Nasti die Abende, an denen ihre Eltern ausgingen. Früher hatte Nasti einen Babysitter gehabt. Aber Babysitter kosten eine Menge Geld und sind, wie ja der Name sagt, nur für Babys da. Nach den Sommerferien der vierten Klasse, als Nasti mit den Eltern vom Urlaub zurückgekommen war, da hatte der Papa gemeint, Nasti sei nun schon groß ge-

nug, um am Abend allein zu bleiben. »Probieren wir es einmal«, hatte er vorgeschlagen.
»Wir bleiben nur zwei Stunden weg«, hatte die Mama gesagt.
Es sind zwei fürchterliche Stunden für Nasti geworden! Sie ist im Bett gelegen, hat sich vor dem Autolicht gefürchtet und vor dem knarrenden Fußboden. Aufs Klo hätte sie müssen, aber sie hat sich nicht getraut. Hunger hat sie gehabt, aber sie hat sich nicht in die Küche gewagt. Und dann hat das Telefon geläutet und Nasti ist bei jedem Klingler vor Schreck zusammengezuckt. Um nichts in der Welt hätte sie aus dem Bett steigen und zum Telefon gehen können.
Wie dann die Eltern zurückgekommen sind – nach genau zwei Stunden und vier Minuten –, haben sie gefragt: »Na, Nasti-Schatz, war es schlimm?«
»Überhaupt nicht!«, hat Nasti geantwortet. Sie ist schnell aufs Klo gegangen und hat sich etwas zu essen geholt und hat so getan, als hätte sie zwei friedliche, schöne Stunden verlebt.
Von diesem Abend an gingen Nastis Eltern zweimal die Woche am Abend weg. Meistens am Dienstag und am Freitag. Und deshalb waren die Dienstage und die Freitage für Nasti die schrecklichen Tage. Und Nasti wurde grün vor Neid, wenn Tina in aller Unschuld sagte: »Heut hab ich es gut. Meine Eltern gehen zu Bekannten, da bin ich allein, da schau ich mir bis zur Bundeshymne das Fernsehen an!« Nasti wurde auch

grün vor Neid, wenn sie hörte, dass Tina Erdäpfel aus dem Keller geholt hatte oder dass Tina am Abend, wenn es finster war, den Mistkübel ausgeleert hatte. Einmal, an einem Freitag, als Nastis Eltern auf einer Party waren und Tinas Eltern beim Heurigen, da hat Tina den Vorschlag gemacht, sich spät am Abend in der Laube zu treffen.
»Nasti, das ist romantisch«, hatte sie behauptet. »Wir nehmen eine Taschenlampe mit und Kekse und Cola. Und dann erzählen wir uns Gruselgeschichten!«
Den ganzen Freitag über hatte sich Nasti fest vorgenommen, am Abend in die Laube zu kommen. »Ich trau mich schon, ich trau mich schon«, hatte sie sich dauernd selber beschwörend zugeflüstert. Aber als dann die Eltern weg waren, ist Nasti im Vorzimmer hinter der Wohnungstür gestanden und hat die Tür bloß einen Spalt weit offen gehabt. Das verschnörkelte Stiegengeländer hat fürchterlich anzusehende Schatten auf die Stufen geworfen. Und jemand hat vergessen gehabt, die Dachbodentür zu schließen. Die Dachbodentür, einen Stock über Nasti, ist offen gestanden, und weil auch ein Fenster im Stiegenhaus offen gewesen ist und ein bisschen Wind geweht hat, hat die Dachbodentür hin- und hergeschwungen und dabei gequietscht. Dann hat der Herr Karl unten im Parterre gehustet, aber Nasti hat gemeint, es habe ganz dicht an ihrem Ohr gehustet. Sie hat schnell die Tür zugeschlagen und ist samt den Kleidern ins Bett und hat sich die Decke über den Kopf gezogen.

Tina war am nächsten Tag sehr böse. »Du Kuh, du«, hat sie auf dem Schulweg geschimpft. »Eine halbe Stunde hab ich gewartet, und gepfiffen hab ich auch nach dir!«
Nasti hat behauptet, dass leider ein Besuch zu ihr gekommen ist. Ein lustiger Onkel, den sie schon lange nicht mehr gesehen hat. Der war ihr wichtiger.
»Aber wenigstens Bescheid hättest du mir sagen können!«, hat Tina geschimpft. »Auf die zwei Minuten kann's dir doch nicht ankommen!«
Den ganzen Samstag und den ganzen Sonntag war Tina deswegen böse. Erst am Montag hat sie wieder normal mit Nasti geredet. Aber auch da hat sie noch ein paar Mal gesagt: »Das mit Freitag vergess ich dir nicht! Dass du so gemein sein kannst, das hätte ich von dir nicht gedacht!«
Nasti hat bloß mit den Schultern gezuckt und ein hochnäsiges Gesicht gemacht. (Das gelingt ihr leicht. Nasti schaut sogar manchmal hochnäsig drein, wenn sie es gar nicht will. Irgendwie liegt das an ihrem Gesicht. Nastis Gesicht ist zwar sehr hübsch, aber es ist kein freundliches Kindergesicht. Der Schestak-Pepi, der neben Tina wohnt, nennt Nasti auch immer »Die Prinzessin auf der Erbse!«. Und der Herr Karl sagt: »Die Nasti hat ein vornehmes Gesicht!« Leute mit »vornehmen« Gesichtern können nichts dafür, wenn man sie für »hochnäsig« hält.)
Auf alle Fälle war es Nasti lieber, man hielt sie für

hochnäsig, als dass man sie für einen Angsthasen hielt. Vor allem Tina durfte nichts von ihrer Angst erfahren, denn Tina machte sich über Kinder, die Angst haben, lustig. Tina machte es auch Spaß, den Schestak-Pepi zu erschrecken. Manchmal lauerte sie ihm im Flur auf, hinter dem Haustor, und wenn der Pepi beim Haustor hereinkam, machte sie »wuuuuuu« oder »uaaaaaa« und freute sich, dass der Pepi kreischend davonrannte.
»Nasti, das bringt unter Umständen sogar was ein«, sagte sie unlängst zu Nasti. »Wie ich den Pepi das letzte Mal erschreckt habe, da hat er im Davonrennen ein Packerl Kaugummi verloren!«
Tina zeigte Nasti das Kaugummi-Packerl. Sie wollte Nasti auch einen Kaugummi schenken, aber Nasti verzichtete darauf.

3. Kapitel,

in dem Nasti dahinter kommt, warum Tina nie Angst haben muss!

Nasti hatte keine Erklärung dafür, warum sie vor allem und jedem Angst hatte, aber sie wusste seit kurzem, warum Tina so gar keine Angst hatte. Wäre Tina nicht so kugelrund und voll Speckfalten gewesen, wäre Nasti sicher schon längst dahinter gekommen. Aber wegen der vielen Speckfalten trug Tina immer hochgeschlossene Kleider. Sogar ihr Turnanzug hatte einen Rollkragen. Heuer im Winter aber hatten Tina und Nasti statt des Nachmittagsturnens Schwimmunterricht. Da blieb Tina gar nichts anderes übrig, als den Rollkragenpullover auszuziehen, und da merkte Nasti, dass Tina zwischen den beiden Speckfalten am Hals ein Goldkettchen trug. Ein dünnes Kettchen mit einem Anhänger. Das war ja noch nicht weiter sehenswert. Viele Kinder haben Kettchen mit Anhängern: einen silbernen Charlie Brown, einen goldenen Fußball, einen emaillierten Asterix. Sogar winzige Riesenräder und Mini-Spielkarten hatte Nasti schon an Kettchen baumeln gesehen. Aber der Anhänger an Tinas Kettchen war eine kleine, goldene Scheibe mit einer emaillierten Seite. Auf das Email war ein pausbäckiger Kinderkopf gemalt, der hatte einen Hals und aus dem wuchsen zwei winzige himmelblaue Flügel.

Nasti hatte den Anhänger aus den Speckfalten herausgezogen und bestaunt. Er hatte ihr gut gefallen, aber sie hatte überhaupt nicht gewusst, was dieser geflügelte Kopf bedeuten sollte.
»Das ist mein Schutzengel«, hatte Tina gesagt. »Der beschützt mich! Aber das verstehst du ja nicht, du gehst ja nicht in Religion!«
Nasti hatte nicht weiter gefragt. Sie hatte wieder – diesmal absichtlich – das hochnäsige Gesicht gemacht.
Auch zu Hause hat Nasti nicht nach Schutzengeln gefragt. Nastis Eltern glauben nicht einmal an Engel. Was sollen sie da über die Unterabteilung Schutzengel wissen?
Nasti ist mit der Schutzengel-Frage zur Frau Berger gegangen. Das ist die Nachbarin. Die ist alt und lieb. Die hat über Schutzengel Bescheid gewusst. Sie hat Nasti drei Exemplare gezeigt. Der eine war auch auf einem Anhänger und hat dem von Tina wie ein Zwilling ähnlich gesehen. Die anderen zwei – die waren in Büchern – waren lange, bleiche, dünne Schutzengel mit großen Federflügeln. Der eine hat neben einem Gitterbett gewacht. Der andere ist neben einem kleinen Kind einhergeschwebt, das vergnügt über einen schmalen Steg gegangen ist. Unter dem Steg war ein riesiger Wasserfall.
Nasti hat sich an den letzten Sommerurlaub in Schottland erinnert. Dort, wo sie gewohnt haben, gleich hinter dem Hotel, da war auch so ein Wasserfall mit ei-

nem Steg drüber. Nur war der Steg breiter und der Wasserfall kleiner als in dem Schutzengelbuch. Nasti hat daran gedacht, wie sie sich immer gefürchtet hat, auf diesem Steg über den Wasserfall zu gehen. Nur an der Hand vom Papa ist es ihr gelungen. Nicht einmal die Hand der Mama hat ausgereicht.

Nasti hat eine unheimliche Sehnsucht nach so einem Schutzengel bekommen. Ganz egal, ob das ein kleiner, dicker, pausbäckiger oder ein langer, dünner gewesen wäre. Aber die Frau Berger hat ihr erklärt, dass es nicht genügt, einfach in ein Geschäft zu gehen und dort so einen Anhänger zu kaufen. »Man muss dran glauben!«, hat sie gesagt.

»Aber ich glaube ja dran!«, hat Nasti gesagt. Doch die Frau Berger hat erklärt, man kann nicht nur an Schutzengel glauben. Wenn der Schutzengel richtig wirken soll, dann muss man an alles glauben, was mit der Religion zu tun hat. Dann muss man ein frommer, gläubiger Mensch sein. Einer, der jeden Sonntag in die Kirche geht, einer, der beichten geht und zur Kommunion und überhaupt ein christliches Leben führt.

»Aber ihr seid ja konfessionslos!«, hat die Frau Berger gesagt. »Ihr habt ja überhaupt keine Religion!« Doch weil sie gesehen hat, wie traurig Nasti auf einmal dreinschaute, hat sie tröstend hinzugefügt: »Aber ich glaube, das macht nichts. Du kannst ruhig an Schutzengel glauben. Sie werden dir schon helfen.« Nasti hat gemerkt, dass das nur ein Trost sein soll. Nasti ist ja nicht dumm. Die merkt gleich, ob es die Leute ehrlich meinen. Und darum ist sie traurig geblieben. Obwohl ihr die Frau Berger die beiden Schutzengelbücher geschenkt hat. Und obwohl ihr die Frau Berger den Schutzengel-Anhänger zum nächsten Geburtstag versprochen hat.

Nasti ist nach Hause gegangen und hat sich in ihr Zimmer gesetzt und hat die Schutzengelbücher gelesen. Aber von Schutzengeln ist da nicht viel drinnen gestanden. Da waren nur Verse und kleine Gebete. Später dann hat Nastis Mutter die Schutzengelbücher gesehen und sehr darüber gelacht. »Komischer alter Kitsch!« hat sie sie genannt. Und wie Nastis Vater nach Hause gekommen ist, hat die Mama unter viel Gekicher ein paar Verslein vorgelesen und der Papa von Nasti hat noch mehr gelacht. Und am Schluss haben sie gesagt, dass es ein Glück ist, dass die Zeiten anders geworden sind und dass man kleinen Kindern nicht mehr solchen Plunder einredet.

»Sind denn Schutzengel Plunder?«, hat Nasti den Papa gefragt. Der Papa hat mit den Schultern gezuckt. »Wer gern dran glaubt, der soll ruhig«, hat er gesagt. Aber die Mama von Nasti hat gemeint, sie hält überhaupt nichts von Schutzengeln. Die sind schädlich, hat sie gesagt. »Wo kämen wir denn hin«, hat sie gerufen, »wenn die Kinder im Straßenverkehr an Schutzengel glauben. Die Kinder müssen selber aufpassen! Sonst werden sie totgefahren!« Und der Papa von Nasti hat hinzuge-

fügt: »Und wo wären denn die Schutzengel der Kinder, die Unfälle gehabt haben, ha? Was ist denn mit den armen Kindern, die gestorben sind, ha? Haben da die Herren Schutzengel geschlafen oder was?«
Irgendwie hat Nasti dem Papa und der Mama schon Recht geben müssen. Aber die Sehnsucht nach einem Schutzengel ist ihr geblieben. Manchmal, wenn die Sehnsucht nach einem Schutzengel sehr stark geworden ist, an den furchtbaren Dienstagen und Freitagen zum Beispiel, dann hat sich Nasti zu ihrem Schreibtisch gesetzt und hat den Kopf auf die Schreibtischplatte gelegt und hat leise vor sich hin gemurmelt: »Ich möchte einen Schutzengel! Bitte, ich brauche einen Schutzengel! Warum hat Tina einen Schutzengel und ich nicht?«

4. Kapitel,

in dem sich die Rosa Riedl zum ersten Mal seit langer Zeit wieder bemerkbar macht; was aber von Nasti falsch gedeutet wird.

In der nächsten Woche – nach dem Schwimmunterricht – kam es zu einem Streit zwischen Nasti und Tina. In der Kabine, beim Umziehen, fing es an. Tina stänkerte. Nasti kämmte vor dem Spiegel die nassen Haare. Tina sagte: »Würden sich das Fräulein Anastasia etwas beeilen? Andere Leute haben auch nasse Haare!« Dabei beeilte sich Nasti ohnehin.

Dann, da waren sie schon in der Wartehalle bei den anderen, sagte Tina: »Das Fräulein Anastasia hat einen verhatschten Schuhabsatz!« Nasti kann ihren vollen Vornamen nicht ausstehen und das wusste Tina ganz genau! Und weil sie es so genau wusste, sagte sie noch: »Was hat sich deine Mama eigentlich gedacht, wie sie dir den Namen gegeben hat? Hat sie gemeint, sie bringt die letzte Zarentochter auf die Welt?«

Alle, die um Nasti und Tina herumstanden, kicherten. Nur der Michel kicherte nicht. Denn der hieß mit vollem Vornamen: Wladimir Stanislaus Michael. Der verstand etwas vom Kummer mit seltenen Namen. Aber dass eines unter zwei Dutzend Kindern nicht lachte, war kein Trost für Nasti. Vielleicht wäre es ein Trost gewesen, hätte sie gewusst, warum Tina so bös stänkerte.

Tina hatte nämlich eine Wut auf Nasti, weil Nasti viel hübscher und viel schlanker war als sie selber. Und im Schwimmbad war ihr das wieder einmal arg aufgefallen. Außerdem hatte Nasti noch zu Tina gesagt: »Tina, mir scheint doch, du isst zu viel, ich glaub, du hast ein paar Kilo zugenommen!« Nasti hatte sich nichts Böses dabei gedacht. (Aber Tina denkt sich ja auch nichts Böses, wenn sie vor Nasti über Angsthasen lacht.)
Nasti wusste nicht, wie sie sich gegen Tinas Sticheleien wehren sollte, also machte sie ihr hochnäsiges Gesicht, sagte zum Michel »Servus« und ging einfach weg. Sie ging die Straße hinunter, nach Hause, und sie überlegte, ob sie sich nicht umtaufen lassen könnte. Und dabei fiel ihr ein, dass sie ja gar nicht richtig getauft war. Mit Kirche und Taufbecken und Pfarrer. Weil sie ja konfessionslos war. Und da musste sie wieder an den Schutzengel denken. Sie dachte: Hätte ich einen Schutzengel, dann hätte der drauf geschaut, dass ich einen ordentlichen Namen kriege! Schutzengel sind sicher zu so etwas da! Mein Schutzengel hätte es nicht zugelassen, dass sie mich Anastasia nennen! Der hätte es nicht zugelassen, dass ich einen Namen habe, über den alle Kinder lachen!
Nasti stellte sich die Sache mit dem Schutzengel und dem besseren Namen ganz genau vor. Deutlich sah sie die Szene vor sich: Da war das Standesamt und ihr Papa stand vor der Tür zum Standesbeamten. Einen Zettel hatte er in der Hand, auf den hatte die Mama mit großen

Blockbuchstaben ANASTASIA geschrieben. Der Papa schaute den Zettel an und wiegte den Kopf hin und her und murmelte sich selber zu: »Na gut, wenn meine innig geliebte Frau unsere innig geliebte Tochter unbedingt so nennen will, dann soll es mir recht sein!« Und dann klopfte der Papa an die Tür und ging in das Zimmer vom Standesbeamten hinein. Aber hinter dem Papa – ohne dass es jemand merkte – wieselte der Schutzengel nach. Ein langer, bleicher, schmaler Schutzengel war das. Einer mit kräftigen Flügeln und in den Händen hatte er eine Lilie an einem langen Stängel. »Wie soll das Kind heißen?«, fragte der Standesbeamte den Papa. Der Papa lächelte und schaute auf seinen Zettel. Aber da kam der Schutzengel ganz dicht zum Papa heran und wischte sachte-sachte mit dem Lilienstängel über den Zettel drüber. Und wischte das STASIA aus. Das ANA ließ er stehen. Der Papa wurde ganz verwirrt. Er stammelte »Ana-« und der Standesbeamte nickte ihm freundlich zu. Der Papa probierte es noch einmal. Und fast hätte er es auch geschafft, aber der Schutzengel hob ein ganz kleines bisschen den einen Flügel und wachelte mit dem Flügel vor Papas Mund herum und wischte ihm ganz einfach das »-stasia« von den Lippen. Und der Standesbeamte nickte wieder und sprach: »Ja, mein Herr, da beglückwünsche ich Sie! Anna ist ein wunderschöner Name!« Und dann trug der Standesbeamte »Anna« in die Geburtsurkunde ein. Und was in eine Geburtsurkunde einmal eingetragen ist, das gilt für immer!

Gerade als Nasti mit der Schutzengel-Geschichte so weit gekommen war, schlug ihr etwas gegen die Wade am linken Bein. Das war Tinas Schwimmbeutel und Tina rief: »Du beleidigte Leberwurst du, man wird doch noch ein bisschen Spaß machen dürfen, oder?«
Nasti gab Tina keine Antwort. Erstens war sie noch immer beleidigt. Und zweitens wollte sie sich die Schutzengel-Geschichte weiter ausdenken. Tina sagte: »Du bist ein langweiliges Stück! Dauernd spielst du beleidigt!« Sie schlug Nasti wieder mit dem Schwimmbeutel gegen die Beine. Das tat zwar kaum weh, aber es machte Nasti wütend und darum rief sie: »Lass mich gefälligst in Ruhe, du dumme Kuh!«
»Wer ist da eine dumme Kuh!«, schrie Tina. »Du bist eine dumme Kuh, ein dummer Ochs, ein dummes Schaf!« Jetzt schlug sie den Turnbeutel so stark gegen Nastis Beine, dass es wirklich wehtat. Außerdem streckte sie ihr die Zunge raus, und mit der Hand, die den Schwimmbeutel nicht hielt, boxte sie Nasti in die Rippen.
Nasti überlegte, ob sie sich auf eine Rauferei einlassen konnte. Einerseits war Tina doppelt so dick und zumindest doppelt so stark wie Nasti, anderseits aber waren sie von Nastis Haustor nur mehr zehn Schritte weit entfernt.
Nasti beschloss, es auf einen Kampf ankommen zu lassen. Zuerst rief sie: »Halt den Mund, du dicker Luftballon!« Dabei machte sie zwei große Schritte.

Dann machte sie noch zwei Schritte, bei denen sie je einen Boxer in die Rippen bekam. Dann machte sie zwei Schritte, bei denen sie rief: »Hau ab, ich will dich überhaupt nie mehr sehen!« Dann machte sie einen Schritt und da war das Haustor nur mehr drei Schritte weit weg und da holte sie aus und gab Tina eine Ohrfeige.
Tina ließ vor Staunen ihren Schwimmbeutel fallen und Nasti rannte ins Haus hinein. Sie lief die Treppen hinauf und klingelte an der Wohnungstür. Schlüssel hatte sie leider keinen mit. Aber in der Wohnung rührte sich rein gar nichts. (Nastis Mutter war nämlich in diesem Augenblick gerade in der Trafik und sagte gerade zur Trafikantin: »So, nun muss ich aber laufen, sonst kommt die Nasti aus dem Schwimmen und steht vor der Tür und kann nicht hinein!«) Nasti klingelte ununterbrochen. Dann begann sie auch an der Nachbartür, bei der Frau Berger, zu klingeln, aber auch da rührte sich nichts. Nur unten, im Hausflur, rührte sich etwas. Da schnaufte Tina empört und kam zur Treppe. Nasti hörte sie heraufkommen und sagen: »Das sag ich ihrer Mama! Das sag ich ihrer Mama!«
Nasti überlegte, ob sie auf den Dachboden hinaufflüchten sollte, aber vor dem Dachboden hatte sie genauso viel Angst wie vor Tina. So blieb sie stehen, zitterte ein bisschen und biss sich mit den Zähnen auf die Unterlippe und hielt ihren Schwimmbeutel mit beiden Händen fest umklammert.

Als Tina ins letzte Stockwerk kam und Nasti sah, überblickte sie die Lage sofort. »Aha«, grinste sie, »keine Mami da, die das Fräulein Anastasia schützen kann!« Und dann sagte sie noch: »Na warte, allerletzte Zarentochter!«

Sie legte ihren Schwimmbeutel auf den Boden und ging auf Nasti zu. So wie ein Boxer auf seinen Gegner zugeht, ging sie. Und sie machte genauso ein grimmig-siegessicheres Gesicht.

Nasti dachte: Wehren ist sinnlos! Um Gnade bitten ist demütigend!

Nasti schloss die Augen. Gleich, dachte sie, gleich saust mir ihre Faust ins Gesicht. Gleich boxt sie mich in den Bauch! Oder vielleicht tritt sie mir gegen das Schienbein?

Doch es geschah gar nichts. Tina schlug nicht zu. Tina sagte auch nichts. Ganz, ganz still war es. Da machte Nasti die Augen wieder auf. Dicht vor ihr stand Tina. Den rechten Arm hatte sie hoch erhoben. Sie rührte sich nicht. Wie ein Denkmal schaute sie aus. Bloß dass ein Denkmal nicht weinen kann.

»Tina, was ist denn?«, fragte Nasti erschrocken. »Ist dir nicht gut? Hast du was?«

Tina fing zu schluchzen an. »Ich weiß nicht! Ich wollte dir eine runterhauen und da hab ich den Arm gehoben und jetzt kann ich ihn nicht mehr rühren!«

»Das gibt's doch nicht«, sagte Nasti.

»Doch«, heulte Tina. »Es ist so, als ob mich jemand

festhalten würde! Ich spüre es!« Jetzt heulte Tina ganz schrecklich. Ihr Kinn zitterte und ihre Zähne klapperten.
»Vielleicht hast du einen Krampf im Arm?«, meinte Nasti. (Die Frau Berger hatte manchmal einen Krampf im linken Bein. Das kam vom Kreislauf, hatte der Arzt gesagt. Wenn die Frau Berger einen Krampf im Bein hatte, dann konnte sie das Bein auch nicht bewegen.) »Ein Krampf ist nichts Arges! Der geht wieder vorüber!«
Tina sank erschöpft auf die unterste Dachbodenstufe. Komisch sah sie aus! Schluchzend und ganz zusammengekrümmt. Nur der rechte Arm stand senkrecht in die Höhe. Nasti versuchte, den Arm nach unten zu drücken. Es war unmöglich. Sie setzte sich neben Tina. Dass sie mit ihr mitten in einem bösen Streit war, hatte sie vergessen. Sie streichelte Tina ein bisschen und sagte: »Tina, gleich wird es vorbei sein!«
Und dann – wie lange es wirklich dauerte, können beide nicht mehr angeben – fiel Tinas Arm schlaff herunter.
Tina probierte, ob sie alle fünf Finger wieder ordentlich bewegen konnte. Sie konnte es. Auch das Handgelenk und das Ellbogengelenk funktionierten. Aber auf dem Handgelenk, auf der weißen Haut, waren fünf sehr rote Druckstellen; vier Druckstellen dicht beieinander und die fünfte ein bisschen weiter oben am Handrücken.
»Kriegt man das von einem Krampf?«, flüsterte Tina. Nasti schüttelte den Kopf. Solche roten Flecke bekam

man ganz gewiss nicht, wenn man einen Krampf hatte. Solche Flecke bekam man nur, wenn einen jemand mit aller Kraft festhielt. Der Schestak-Pepi hatte einmal fünf so rote Druckstellen an der Hand gehabt. Damals, als ihn die Frau Schestak aus dem Hof abgeschleppt hatte, weil er nicht freiwillig mit ihr hatte kommen wollen.
Tina starrte auf die fünf roten Druckstellen und fing wieder zu schluchzen an. Und genau in diesem Augenblick quietschte die Dachbodentür und schlug dann mit einem lauten Knall zu.
Tina sprang auf. »Da bleib ich nicht mehr! Da stimmt was nicht!« Sie lief die Treppe hinunter.
Nasti blieb sitzen und lächelte vor sich hin. Ihr war ganz komisch zumute. Sie hatte für die fünf roten Druckstellen an Tinas Hand eine Erklärung. Eine wunderschöne, gute, freundliche Erklärung! Sie war sich sicher, dass sie doch plötzlich einen Schutzengel bekommen hatte! Trotz der Konfessionslosigkeit! Der Schutzengel hatte Tinas Arm festgehalten. Der Schutzengel hatte Nasti vor Tinas Ohrfeigen bewahrt. Und dann, als sich Tina wieder beruhigt hatte, hatte der Schutzengel den Arm von Tina losgelassen und war im Dachboden verschwunden.

5. Kapitel,

in welchem die Rosa Riedl endlich »leiblich« wird.

Tina und Nasti sprachen weder mit anderen Leuten noch miteinander über die Sache mit dem erhobenen Arm und den fünf roten Druckstellen. Nasti schwieg, weil sie meinte, Schutzengel mögen keine Reklame, die arbeiten lieber anonym. Tina hätte gerne über die Sache geredet. Mit Nasti oder mit der Wokurka-Oma; sogar mit dem Schestak-Pepi. Aber mehr als »Oma, mir ist da was passiert ...« und »Nasti, ich kapier noch immer nicht ...« sagte sie dann doch nicht. Jedes Mal, wenn sie davon reden wollte, war es, als ob plötzlich ein eiskalter Blitz durch sie führe. Und weil das kein angenehmes Gefühl war, so ließ sie es sein und behauptete, glatt vergessen zu haben, was sie hatte sagen wollen. Erst dann ließ das eiskalte Blitzgefühl nach.

Nasti aber wurde von Tag zu Tag immer ein bisschen weniger ängstlich. Am Freitag konnte sie bereits auf vier mutige Meisterleistungen zurückblicken: Sie war schnurstracks – ohne zu zögern – am Hund vom Herrn Franz vorbeigegangen. Sie war aufs Klo gegangen und hatte die Klotür zugemacht und hatte ausgiebig in das Loch der Muschel gestarrt, ohne eine Gänsehaut zu bekommen. Sie hatte der Frau Berger einen Teller mit Apfelstrudelstücken hinübergetragen, obwohl es auf dem Gang bereits dämmrig war und das Treppengeländer grausliche Schatten geworfen hatte. Und am elternlosen Dienstag war sie nicht ins Bett gegangen. Am elternlosen Dienstagabend war sie im Wohnzimmer geblieben und hatte sämtliche Familien-Fotoalben angeschaut.

Bernhardiner hatte Nasti allerdings noch keinen gestreichelt. Und im Keller – um zwei Gläser Birnenkompott – war sie auch noch nicht. Bernhardiner und Keller, dachte sich Nasti, mag wahrscheinlich mein Schutzengel auch nicht. (Es könnte ja wirklich sein, dass Schutzengel sehr verschieden sind, dass nicht jeder Schutzengel so tapfer und mutig ist wie der von Tina. Vielleicht aber gibt es auch kluge und weniger kluge Schutzengel. Im Keller ist es schließlich schweinskalt; da kann man sich leicht eine Grippe holen. Und Bernhardiner haben oft Flöhe; die können – wer was anderes behauptet, ist bloß ein Hundeliebhaber – leicht auf Menschen- und Engelbeine überwechseln. Nastis Schutzengel könnte also aus reinen, blanken Vernunftgründen gegen große Hunde und kalte Keller sein!)

Dann kam der Freitagabend. Nastis Eltern waren zu den Zieselhuts eingeladen, auf ein Nachtmahl. (Die Mama mochte die Zieselhuts gern, der Papa konnte sie nicht ausstehen.)

Die Zieselhuts lieben pünktliche Besucher. Also bat die Mama am Morgen den Papa, doch ja pünktlich am Abend nach Hause zu kommen, damit sie auch pünktlich zu den Zieselhuts aufbrechen könnten. Der Papa

versprach es. (Nastis Papa verspricht immer alles.) Aber der Papa kam dann doch später als ausgemacht. (Nastis Papa kommt immer später als ausgemacht.)
Als der Papa ankam, stand die Mama schon im Vorzimmer. Sie war ziemlich ungeduldig. Den schönen Mantel hatte sie bereits an und den Ausgeh-Hut hatte sie auf. Den Blumenstrauß für die Frau Zieselhut hielt sie in der Hand. Sie rief: »Also, das ist doch die Höhe, Albert!« (Nastis Papa heißt Albert. Aber die Mama nennt ihn meist Berti. Albert sagt sie nur, wenn sie böse auf ihn ist.)
Der Papa entschuldigte sich. Er redete vom Parkplatz, den er so lange gesucht hatte, und von einer nicht enden wollenden Besprechung mit einem vertrottelten Oberrat. (Nastis Papa ist Beamter in einem Ministerium.)
Die Mama blieb böse. Sie sagte: »Ja, ja, Albert, irgendeine Ausrede hast du immer.« Sie hielt ihm sein ewiges Zuspätkommen vor, dass er ja fast zur eigenen Hochzeit zu spät gekommen sei und zum Begräbnis der Tante Emma ebenfalls. Er sei, rief sie, ein unzuverlässig-minderwertiger Mensch. Der armen Frau Zieselhut verkohle nun der Braten im Rohr und verdorre der Reis im Reindl und die anderen Nachtmahlgäste seien gewiss schon am Verhungern.
»Reg dich ab«, sagte der Papa. Und dann sagte er, er sei ohnehin schon zum Wegfahren bereit, so spät sei es ja noch gar nicht, er brauche bloß noch dreißig Sekunden, er müsse frische Socken anziehen, weil er im Socken

am rechten Fuß ein großes Loch habe. Da bohre sich die große Zehe durch und der Lochrand drücke ihn.
Der Papa zog die Sockenlade aus dem Vorzimmerschrank und die Mama rief: »Also, Albert, nun mach schon, das ist doch lächerlich!«
Der Papa wühlte in den Socken und die Mama rief: »Also, Albert, entschließe dich endlich für ein Paar Socken!« Dabei klopfte sie ungeduldig mit einer Schuhspitze auf den Boden.
Nastis Papa ist ein lieber Mensch. Gescheit, lustig, und andere gute Eigenschaften hat er auch noch. Nur gutmütig ist er nicht. Er lässt sich nicht gern ankeppeln und er kann nicht denken: Meine arme, gute Frau wartet seit zwei Stunden auf mich! Was Wunder, wenn sie jetzt grantig ist!
Nastis Papa dachte etwas anderes. Er dachte: Diese Frau macht mich krank! Da arbeite ich, da schufte ich, da muss ich mich mit dem verkalkten Oberrat herumstreiten, muss Parklücken suchen und meine Nerven ruinieren, nur damit ich halbwegs rechtzeitig heimkomme, und dann steht diese Frau da und keppelt und keppelt und keppelt!
Während der Papa dies dachte, suchte er in der Lade nach zwei Socken, die zusammenpassten. Mindestens drei Dutzend Socken waren in der Lade, aber keiner sah dem andern sehr ähnlich. Und als er endlich zwei gefunden hatte, die gleich rot und gleich gemustert waren, stellte sich heraus, dass einer wesentlich länger

war als der andere. Und als er dann zwei weiße, gleich lange gefunden hatte, da hatte der eine ein Zopfmuster und der andere ein Karomuster und da rief der Papa: »Ja, ja, keppel nur herum! Reg dich nur über mein Zuspätkommen auf! Aber drauf schauen, dass dein Mann ein ordentliches Paar Socken in der Lade hat, das geht wohl nicht! Da sind Gnädigste überfordert!«
Der Papa redete sich eine richtige, große Wut an. »Den ganzen Tag bist du zu Hause«, brüllte er. »Ich möcht bloß wissen, was du eigentlich tust!«
»Ich lese Liebesromane und fress dabei deine Socken auf«, schrie die Mama wütend. »Den ganzen Tag fress ich linke Socken! Sonst tu ich nichts!« Dann ging die Mama auf die Sockenlade zu, weil sie überzeugt war, dass da drin eine Menge tadelloser Sockenpaare lag; dass sie der Papa bloß nicht fand.
Sie wollte in die Lade hineingreifen, aber in dem Augenblick schob der Papa die Lade zu und rief: »Schön! Gut! Dann gehe ich eben mit dem Zehenloch. Vielleicht stopft mir die alte Zieselhut ...« Weiter kam der Papa nicht, denn die Mama brüllte wie irre. Sie hatte vier Finger der rechten Hand in der zugeschobenen Lade drinnen.
Normalerweise hätte der Papa jetzt »Entschuldige, Schatz!« gesagt und die Mama darauf: »Kann ja passieren, Berti.« Weil die beiden aber schon so wütend waren, begannen sie nun darüber zu streiten, ob die Mama eine Gans sei, die ihre Finger immer ausgerechnet dort

haben muss, wo sie absolut nichts verloren haben, oder ob der Papa ein blinder Hammel sei, der keine Rücksicht auf anderer Menschen Körperteile nimmt.
»Es wird doch immer später und später«, sagte Nasti. »Wenn ihr nicht gleich geht, verkohlt der Zieselhut ihr Braten noch wirklich!«
»Unter diesen Umständen pfeif ich überhaupt auf die Zieselhuts!« Nur der Mama zuliebe, erklärte der Papa, wäre er zu den Zieselhuts gegangen. Einer Frau aber, die ihm keine Socken zurechtlege, der tue er nichts mehr zuliebe! Der Papa sagte: »Ich geh ins Kino! Zu einem Western! Der wird mich hoffentlich beruhigen!« Dann marschierte er ab und schlug die Tür hinter sich zu.
»Spinner!«, brüllte ihm die Mama nach. Sie telefonierte um ein Taxi. Zu Nasti meinte sie: »Den Zieselhuts sag ich, der Papa ist krank. Ich hab zuerst meinen kranken Mann versorgen müssen, darum komme ich so spät!«
»Welche Krankheit hat er denn?«, fragte Nasti.
»Das überleg ich im Taxi!« Die Mama gab Nasti einen Kuss auf die Wange und trug ihr auf: »Falls Zieselhuts anrufen und fragen, wieso wir noch nicht da sind, dann sag einfach, die Mama ist unterwegs und der Papa ist krank!«
»Und wenn sie mich fragen, was mein Papa für eine Krankheit hat?«
»Dann sagst du, das weißt du leider nicht!«
»Das schaut aber aus, als ob ich ein Depp wäre«, sagte Nasti.

»Dann lass es einfach klingeln. Oder stört dich ein klingelndes Telefon?«
Nasti schüttelte den Kopf. Die Mama gab Nasti noch einen Kuss auf die Nasenspitze, schob vor dem Spiegel den Hut zurecht und ging dann aus der Wohnung. Nasti versperrte hinter der Mama die Wohnungstür und zog den Schlüssel ab. (Damit man von außen die Tür aufsperren kann.) Sie hängte den Schlüssel an das Schlüsselbrett und wanderte in der Wohnung herum und drehte alle Lichter an. Wirklich alle! Die Luster und die Stehlampen, die Nachttischlampen und die Wandlampen. Die Neonröhre über dem Gasherd und die Kugelleuchte in der Abstellkammer auch. (So war es ihr und dem Schutzengel lieber!)
Dann holte sie ihr Strickzeug aus der Schultasche. Nasti erzeugte im Handarbeitsunterricht einen giftgrünen Pullunder im Rippenmuster. Die anderen in der Klasse waren mit ihren Pullundern schon fast fertig. Nasti hatte erst sieben Zentimeter vom Rückenteil.
Nasti schaltete den Fernsehapparat ein und setzte sich mit der Strickerei in Mamas ledernen Fernsehstuhl. Im Fernsehen war Werbung. Nasti strickte drei Reihen glatt und drei Reihen verkehrt. Sie war sehr zufrieden mit sich selber. Sie spürte überhaupt keine Angst. Sie nahm sich vor, morgen auf dem Schulweg zu Tina zu sagen: »Gestern hab ich mir's gemütlich gemacht! Meine Alten waren weg. Ich hab bis zur Bundeshymne ferngeschaut!«

Weil zur richtigen Gemütlichkeit etwas zum Knabbern und zum Trinken gehört, stand Nasti auf und ging in die Küche und suchte nach Keksen und Cola. Cola war im Eiskasten, aber ordentliche Kekse waren nicht leicht zu finden. Schließlich entdeckte Nasti ganz hinten in der Kredenz, hinter dem Römertopf, hinter der Erdäpfelpresse, hinter der Flotten Lotte und den Reservekerzen, eine Schachtel Mandelsterne.
Nasti stellte die Colaflasche auf ein rundes Tablett und ordnete die Mandelsterne schön ringförmig um die Flasche.
Als sie mit dem Tablett ins Wohnzimmer zurückkam, war im Fernsehen keine Werbung mehr. Ein Film hatte begonnen. Der Vorspann war schon vorüber. Nasti suchte nach der Zeitung, weil sie im Fernsehprogramm nachschauen wollte, was das für ein Film war. (Gewisse Filme, das wusste sie aus Erfahrung, taten ihr nicht gut. Die machten ihr böse Träume.) Leider fand Nasti die Zeitung nicht. Sie setzte sich wieder in Mamas Fernsehstuhl, steckte einen Mandelstern in den Mund, nahm einen Schluck aus der Colaflasche, wartete, dass der harte Keks vom Cola aufgeweicht wurde, und dachte: Wenn der Film im Fernsehen gruselig-aufregend wird, dann drehe ich einfach ab!
Auf dem Fernsehschirm waren ein Mann und eine Frau. Die stritten miteinander. Fürchterlich bös stritten sie. Sie beschimpften einander zwar auch nicht ärger, als sich der Papa und die Mama von Nasti be-

schimpft hatten, aber sie schauten einander bitterböse, ganz voll Hass und voll Abscheu an. Und dann schlug der Mann der Frau zweimal ins Gesicht und die Frau begann zu weinen und rannte davon.
Nasti strickte eine glatte Reihe und überlegte, ob so ein schrecklicher Ohrfeigen-Streit auch zwischen ihrem Papa und ihrer Mama möglich wäre. Sie entschied, dass so ein Streit zwischen den beiden ganz unmöglich sei! Während sie nachdachte, schaute sie auf die sechsundsiebzig giftgrünen Maschen der Strickerei. Als sie nachgedacht hatte und die giftgrünen Maschen abgestrickt waren, schaute sie wieder zum Fernseher.
Die Frau, die die Ohrfeigen bekommen hatte, ging jetzt eine Straße entlang. Nacht war es und außer der Frau war niemand auf der Straße. Nicht einmal Autos. Ganz einsam klapperte sie auf hohen Stöckeln dahin. Sie kam an einem Haustor vorbei. Sie schaute nicht in die Tornische, aber Nasti schaute in die Tornische und sah, dass dort ein Mann stand. Der hatte den Hut in die Stirn gezogen und den Mantelkragen aufgestellt. Von seinem Gesicht sah man nichts als ein rundes Glotzauge.
Nasti ließ vor Schreck die Strickerei fallen. Nichts wie abdrehen, dachte sie. Doch sie konnte sich vor Schreck einfach nicht bewegen. Sie musste zusehen, wie der Mann mit dem Glotzauge aus der Tornische kam und hinter der Frau herhinkte. Die Frau merkte nichts, obwohl das hinkende Glotzauge jetzt schon dicht bei ihr war.

Nastis Herz begann laut zu klopfen. Sie hörte das Herzklopfen in den Ohren und fühlte es im Hals und spürte es in den Augen. Sie konnte nicht mehr richtig atmen. Die Haare auf ihren Armen und Beinen, die kleinen, dünnen, richteten sich auf und standen im rechten Winkel von der Haut ab. Die Kopfhaare richteten sich auch auf und versuchten kribbelnd zu Berge zu stehen.
Jetzt hatte das Glotzauge die Frau erreicht und hob einen Arm. In der Hand, die zum Arm gehörte, war ein spitzes kleines Messer und die Musik wurde schrill. Dann war die Musik ganz weg. Das Glotzauge hob den Arm noch ein wenig. Und dann stach das Messer zu.
Nasti schrie. Das war kein lauter Schrei. Wie ein Meerschweinchenquietscher hörte er sich an. Wem die Haare zu Berge stehen, das Herz hämmert und der Leib steif geworden ist, dem gelingt kein ordentlicher Schrei.
Auf dem Bildschirm war das Gesicht der Frau. Ein Gesicht mit weit aufgerissenen Augen und weit aufgerissenem Mund.
Wegschauen, befahl sich Nasti. Und mit dem allerletzten bisschen Kraft, das in ihr war, drehte sie den Kopf zur Seite und sah, dass die Tür zum Schlafzimmer, die vor einigen Minuten ganz gewiss verschlossen gewesen war, offen stand. Und bei der Tür waren Fußspuren. Im flauschigen Teppichboden konnte man sie deutlich sehen. Als ob ein elefantenschwerer Mensch mit Schuhgröße einundvierzig eben dort gestanden wäre. Zuerst waren es nur zwei Fußabdrücke, dann vier,

dann sechs und dann war ein richtiger Fußspurenweg von der Schlafzimmertür zum Fernseher hin und dann klickte der Aus-ein-Knopf und das fürchterliche Gesicht der toten Frau war weg. Eine sehr dunkle, sehr freundliche, sehr sanfte Stimme sagte zu Nasti: »Ja, Madl, was schaust dir denn so einen Schmarrn an, wenn du doch eh weißt, dass d' Angst kriegst?«

Nastis Haare, die langen auf dem Kopf und die kurzen auf den Armen und Beinen, wurden wieder weich und schmiegten sich sanft an die Haut. Ihr Herz hörte zu hämmern auf, sie konnte sich wieder bewegen. »Bist du mein Schutzengel?«, fragte sie.

Einen Augenblick war es still, dann sagte die Stimme: »Ich bin Rosa Riedl!« Nasti hörte die Sitzbank ächzen. Die Sitzbank war alt und ächzte immer, wenn sich jemand draufsetzte. Nasti schaute zur Sitzbank, auf die ziemlich tiefe und ziemlich breite Mulde, die jetzt dort im braunen Samt war. Sie wurde glücklich und zufrieden. Sie dachte: Diese Mulde in der Sitzbank stammt vom Popo meines Schutzengels Rosa Riedl!

Nasti fragte: »Rosa Riedl, bist du ein dicker Schutzengel, der die Flügel gleich am Hals hat und weiter unten gar nichts mehr?« (Die Mulde in der Sitzbank hätte ja schließlich auch von einem riesigen, pausbäckigen Kopf stammen können.) »Oder bist du ein langer, bleicher Schutzengel mit einem Lilienstängel?«

Die Sitzbank ächzte ein bisschen, die Mulde im braunen Samt verschob sich ein wenig zur Lehne hin.

»Und wieso heißt du Rosa Riedl? Die Frau Berger hat gesagt, Engel haben nur Vornamen, aber keine gewöhnlichen. Die heißen Gabriel und Ezechiel und sind sächlichen Geschlechts!«
Die Sitzbank quietschte, die Mulde verschob sich an den vorderen Bankrand, die Rosa Riedl sprach: »Ich bin ja kein Engel. Ich bin bloß die Rosa Riedl. Ich bin – also, ich will dich nicht erschrecken, ich weiß ja, dass du ängstlich bist …«
Das Sofa knarrte, die Mulde im braunen Samt war plötzlich weg. Nasti spürte etwas an ihrer Schulter. Ganz genau so, als ob jemand eine Hand auf ihre Schulter gelegt hätte. Die Rosa Riedl sagte: »Nimm es mir nicht übel – ich bin ein Gespenst!«
Nasti zuckte zusammen, fast hätte sie wieder Angst bekommen, doch die Rosa Riedl fuhr fort: »Wenn du magst – sozusagen –, ein Schutzgespenst!«
Nasti spürte, dass ihr die Rosa über den Kopf strich, freundlich und zärtlich. »Schau, Madl«, flüsterte die Rosa dicht an Nastis Ohr, »ob Engel oder Gespenst, Hauptsach, der Schutz ist dabei! Auf den kommt es doch an, oder net?«
Nasti musste der Rosa Riedl Recht geben. Es kam wirklich nur auf den Schutz an. Sie brauchte Schutz gegen die Angst. Und wenn ein Gespenst bereit war, ihr diesen Schutz zu geben, war dagegen nichts einzuwenden. Nasti fragte: »Rosa Riedl, wie schaust du denn aus? Oder schaust du gar nicht aus?«

»Ich hab einmal ausgeschaut«, sagte die Rosa Riedl. »Ganz durchschnittlich, normal. Ein bissl zu dick, also eigentlich viel zu dick. Und Plattfüße hab ich.« Die Rosa Riedl seufzte. »Wenn ich lang steh, krieg ich Schmerzen in die Füß, die ziehen sich bis ins Kreuz hinauf!«

»Und sonst?«, fragte Nasti.

»Sonst?« Die Rosa kicherte. »Der Franz, das war mein Mann, der hat gefunden, dass ich hübsch bin. Aber die Minni, das war meine Schwester, die hat gesagt, ich schau blöd aus. Und der Karli, der mein Bruder war, der hat gemeint, ich schau aus wie andere Leut auch!«

»Welche Augenfarbe hast du denn?«, erkundigte sich Nasti. »Und wie ist deine Nase und wie sind deine Ohren?«

»Man kann sich selber schwer beschreiben«, seufzte die Rosa Riedl. »Aber wenn du mich unbedingt sehen willst, für ein paar Augenblicke lässt sich das machen.«

Die Sitzbank ächzte wieder und die Mulde im braunen Samt war auch wieder da, die Rosa Riedl sagte: »Madl, red jetzt nichts, ich muss mich nämlich konzentrieren!«

Zuerst sah Nasti nur einen Schimmer von der Rosa Riedl. Wie man jemanden sieht, der sich in einer Fensterscheibe spiegelt. Dann wurde die Rosa Riedl kräftiger und bunter. Nasti gegenüber saß nun eine alte, dicke Frau, die hatte schwarze Haare, mit ein paar weißen vermischt. Eine runde Nickelbrille hatte sie auf der Nase. Die Nase war auch rund und ziemlich klein. Dann hatte die Rosa Riedl noch: abstehende

Ohren, einen breiten Mund und Hängebacken. Und eine hellbraune Warze auf der rechten Wange. (Das klingt nun so, als sei die Rosa Riedl unheimlich hässlich. Aber das stimmt nicht. Die Kugelnase, die Hamsterbacken, die Stielohren und der breite Mund ergeben zusammen ein durch und durch nettes Gesicht.)
Nasti starrte die Rosa Riedl an, so lange, bis sie wieder durchsichtig und fensterglasverschwommen war und leise sagte: »Leider, Madl, länger geht's net! Es strengt unheimlich an, leiblich zu werden!«
Dann war die Rosa Riedl total verschwunden. Nur mehr ihre Stimme war da. »Jetzt hab ich wieder Kopfweh«, sagte die Stimme. »Immer wenn ich leiblich werd, hab ich nachher Kopfweh!« Und dann kicherte die Rosa Riedl ein bisschen, es klang so, als sei sie verlegen. »Gelt, Madl«, kicherte sie, »schön bin ich halt net?«
»Mir gefällst du«, erklärte Nasti.
»Ehrlich wahr?«
»Ehrlich wahr!«, sagte Nasti. Und das war nicht gelogen. Die Rosa Riedl gefiel ihr ausgezeichnet.
»Dann ist es ja gut, Madl«, sagte die Rosa Riedl zufrieden.
Das giftgrüne Strickzeug hopste plötzlich vom Boden hoch, hing dann über der Sitzbank in der Luft. Die Rosa sagte: »Deine Verkehrten sind zu locker!« Die Nadeln der Strickerei klapperten in der Luft. Die Maschen wanderten von der linken Nadel auf die rechte.

Das giftgrüne Wollknäuel rollte zur Sitzbank. Die Rosa sprach: »So, jetzt bleiben wir da sitzen und tratschen, bis deine Eltern kommen. Aber wenn wir sie im Stiegenhaus hören, verschwind ich! Weil, ich nehm nur in Ausnahmefällen Kontakt auf!«
Nasti freute sich enorm, dass sie für die Rosa Riedl ein »Ausnahmefall« war.

6. Kapitel,

in dem Nastis Mutter einen Schwindel schlecht und recht zudeckt und der Papa von der giftgrünen Strickerei kaum beeindruckt ist.

Nastis Eltern kamen gegen Mitternacht gemeinsam zurück, weil der Papa im Western sanft und friedlich geworden war. Als das Kino aus war, war er zu den Zieselhuts nachgefahren.

Die Zieselhuts wohnen im Grünen. Ihr riesiges Wohnzimmerfenster geht zum Garten hin. Wenn man bei dem Fenster sitzt, hat man das Gartentor im Auge. Nastis Mama saß beim Wohnzimmerfenster und sie sah den Papa zur Gartentür reinkommen. Sie überlegte blitzschnell und dann rief sie: »Meine Güte, der Berti hat den Verstand verloren! Kommt trotz seines Hexenschusses hierher!« (Die Mama hatte den Zieselhuts sein Fernbleiben durch argen Hexenschuss erklärt.)

Die Mama sprang auf und rannte – vom blonden Haarknoten bis zu den Riemchen der Abendsandalen ganz besorgte Ehefrau – zur Haustür. Sie riss die Tür auf und zischte dem Papa, der gerade den Zeigefinger auf die Klingel legen wollte, zu: »Ich hab gesagt, du hast den Hexenschuss und kannst dich nicht bewegen!«

»Soll ich wieder gehen?«, fragte der Papa.

»Blödsinn«, zischte die Mama. »Man hat dich doch durchs Fenster gesehen!« Und da kam auch schon die

Frau Zieselhut herbei und rief: »Ach, Berti, was machen Sie denn für Sachen, Sie Schlimmer!« Sie drohte dabei mit dem Zeigefinger. Und hätte man sie gefragt, wie sie gedroht hatte, hätte sie sicher »schelmisch« gesagt. Der Papa fragte die Zieselhut aber nicht, sondern verzog leidend sein Gesicht, seufzte und sagte: »Na ja, es geht schon wieder ein bisschen!« Er humpelte ins Wohnzimmer. Die Zieselhut stützte ihn. Er humpelte zu einem weichen, wunderbaren Lederstuhl, aber der Herr Zieselhut rief: »Der ist für Hexenschuss zu weich«, und ließ den Papa nicht zum Stuhl. »Da kommen Sie ja nicht mehr hoch!« Er holte aus der Küche einen harten Holzsessel. »Der ist für Hexenschuss der Richtige!« Der Herr Zieselhut hatte auch einmal einen Hexenschuss gehabt.
Der Papa spielte bis weit über Mitternacht den kreuzkranken Invaliden. Sogar als er aufs Klo musste, bat er seinen Sitznachbarn, den Dr. Sterkl, ihm aufzuhelfen; allein schaffe er das nicht. (Übrigens humpelte der Papa falsch. Er humpelte, als ob er es nicht im Kreuz, sondern im linken Knie hätte; doch das fiel keinem auf.)
Die Mama war dem Papa dankbar, weil er sie vor den Zieselhuts nicht blamiert hatte. Und weil sie wegen der anderen Leute ohnehin freundlich mit ihm geredet hatte, so blieb sie auf dem Heimweg auch freundlich. Sie sagte sogar: »Morgen sortier ich deine Socken!« Der Papa antwortete: »Ach, Schatz, Socken sind doch unwichtig!« Da lachten sie, und weil sie gerade an einer Kreu-

zung hielten, küssten sie einander, bis das Auto hinter ihnen hupte, weil die Ampel längst wieder grün war.
Der Papa humpelte auch noch, als er aus dem Auto stieg; so sehr hatte er sich an das Humpeln gewöhnt.
Die Mama kicherte, als er vor ihr die Stiegen hinaufhumpelte.
»Meine Dame, lachen Sie nicht über ein Gebrechen!«, rief der Papa.
»Pscht, Berti«, sagte die Mama und kicherte weiter.
Das Kichern wäre ihr allerdings vergangen, hätte sie gehört, was das Ehepaar Zieselhut gerade im Badezimmer beim Zähneputzen besprach.
Der Dialog zwischen den zwei Zieselhüten ging so:

Frau Zieselhut: Kommt doch der Berti Sommer trotz seinem Hexenschuss!

Herr Zieselhut: Komisch! So lustig ist es bei uns nun ja auch wieder nicht!

Frau Zieselhut: (geheimnisvoll) Er ist wegen dem Dr. Sterkl gekommen!

Herr Zieselhut: Wieso? Was wollt er denn von ihm? Haben die Geschäfte miteinander?

Frau Zieselhut: Geschäfte! (kichert) Lächerlich! Er ist eifersüchtig auf ihn!

Herr Zieselhut: (staunend) Der Sommer auf den Sterkl?

Frau Zieselhut: (nickt) Klar! Das hab ich schon lange bemerkt! (eifrig) Und er hat auch allen Grund dazu!

Herr Zieselhut: (staunend) Echt?

Frau Zieselhut: Echt! (kopfschüttelnd) Merkst du denn überhaupt nix? Hast du denn nicht gesehen, was sich die für Blicke zugeworfen haben?

Herr Zieselhut: Wer hat wem Blicke zugeworfen?

Frau Zieselhut: Die Sommer dem Sterkl verliebte, der Sterkl der Sommer ebensolche und der Sommer dem Sterkl hasserfüllte und seiner Frau wütende!

Herr Zieselhut: Meinst du?

Frau Zieselhut: Und ob! Diese Sommer hat es dick hinter den Ohren! Die ist abgefeimt!

Der Papa und die Mama – in Unkenntnis dieser Badezimmerrede – kicherten sich die Stiege hinauf. Dann sperrte die Mama die Wohnungstür auf und wollte ins Vorzimmer hinein. Aber sie konnte einfach nicht. Irgendetwas versperrte ihr den Weg. Und genau in diesem Augenblick ging auch das Drei-Minuten-Licht aus. Die Mama konnte also nicht einmal sehen, was ihr den Weg versperrte. »Berti, da ist was«, sagte die Mama und kicherte überhaupt nicht mehr.

»Was soll denn sein?«, fragte der Papa. Er kicherte weiter. Aber das sonderbare Hindernis war schon nicht mehr da. Die Mama stolperte in die Wohnung und knipste im Vorzimmer das Licht an. Der Papa humpelte hinterher.

»Was war denn?«, erkundigte er sich.

»Ich weiß nicht«, sagte die Mama, »ich wollte die Tür aufmachen, da klemmte irgendwas, die Tür ging so schwer auf und dann spürte ich was ganz Komisches. Es war, wie wenn lauter warme, schlecht aufgeblasene Schwimmreifen um mich herum wären!«
»Schatz, du hast zu viel getrunken«, kicherte der Papa. Er machte die Wohnungstür zu. Und genau in diesem Augenblick krachte einen Stock höher die Dachbodentür ins Schloss.
»Ist ja klar«, sagte der Papa und zeigte auf das offene Vorzimmerfenster. »Das Fenster war offen, die Wohnungstür war offen und irgendein Idiot hat wieder einmal die Bodentür nicht zugemacht. Das war die Zugluft, die du gespürt hast!«
Der Papa und die Mama fanden Nasti im Wohnzimmer. Sie saß im Fernsehstuhl der Mama und schlief. Tief und fest schlief sie. Die giftgrüne Strickerei hatte sie in den Händen.
Der Papa hob Nasti hoch. Die Mama nahm ihr die Strickerei aus den Händen. Der Papa trug Nasti ins Kinderzimmer hinüber. Als er zurückkam, sagte er: »Die Kleine ist nicht einmal aufgewacht, wie ich sie ausgezogen habe. Und wie ich sie zugedeckt habe, hat sie gemurmelt: ›Schlaf auch gut, liebe Rosa Riedl!‹ Wer, bitte, ist Rosa Riedl?«
Die Mama zuckte mit den Schultern, sie kannte keine Rosa Riedl und im Moment war sie außerdem von der giftgrünen Strickerei ganz fasziniert. Sie hielt dem Pa-

pa die Strickerei unter die Nase und sagte: »Schau dir das an, wie findest du das?«
Der Papa betrachtete die Strickerei und sagte: »Das Grün ist außergewöhnlich scheußlich!«
»Das mein ich nicht«, rief die Mama, »ich mein: wie das gestrickt ist?«
Nun schaute der Papa die Strickerei genau an. Dann sprach er: »Unten, da ist ein kleines Stück unheimlich hässlich gestrickt, aber dann, der andere halbe Meter, der ist tadellos, wie mit der Maschine gestrickt!«
»Eben!«, rief die Mama. »Aber Nasti kann nur hässlich stricken!«
»Na, dann hat sie es halt gelernt«, sagte der Papa.
»Das lernt man nicht von heute auf morgen, Berti, das ist ganz ausgeschlossen! Dazu braucht man Jahre!«
Der Papa sagte gähnend: »Aber Schatz! Du siehst doch, dass sie es gelernt hat! Oder glaubst du an Heinzelmännchen? So viel hast du ja auch wieder nicht getrunken!«
Die Mama glaubte nicht an Heinzelmännchen, aber sie glaubte auch nicht an das schnell erlernte Schönstricken. Doch weil sie wirklich etwas zu viel getrunken hatte und außerdem auch schon sehr müde war, beschloss sie, nicht mehr weiter nachzudenken, sondern morgen Nasti zu fragen. (Am nächsten Morgen allerdings hatte die Mama Kopfweh vom langen Aufbleiben und vom Zu-viel-Trinken und den giftgrünen Strickereifleck hatte sie total vergessen.)

7. Kapitel,

in dem die Rosa Riedl eine ganze Menge von ihrem Leben und ihrem Sterben und ihrem Totsein erzählt.

Die Rosa Riedl hat Nasti an diesem Freitagabend sehr viel erzählt. Wenn man die unwichtigen Stellen weglässt, bleibt folgende Geschichte über (dort, wo ich etwas weggelassen habe, mache ich das mit ein paar Pünktchen sichtbar):

»Natürlich habe ich seinerzeit nie im Leben damit gerechnet, dass im Tod ein Gespenst aus mir wird. Ich habe ein normales Leben geführt. Hausmeisterin bin ich gewesen und bei ein paar Leuten habe ich eine Bedienung gehabt, weil, von der Hausmeisterei allein hat man auch damals nicht leben können. Und an Gespenster habe ich nicht geglaubt! Ich bin überhaupt weniger für das Glauben gewesen und mehr für das Denken und Genau-Wissen …

Ob ich gern ein Gespenst bin? Nein, wirklich nicht! Aber es hat wenigstens etwas Gerechtes an sich. Schließlich bin ich ja das einzige Arbeiter-Gespenst in ganz Europa! Alle anderen Gespenster, die wo in Europa umgehn, sind doch lauter Adelsgespenster. Die in die Burgen und in die Schlösser und die in die hochherrschaftlichen Gruften. Natürlich könnt ich zu denen ihren Versammlungen gehn, aber da pfeif ich doch drauf. Die sind ja alle kriminell. Da ist kein einziges Gespenst dabei, das kein Verbrecher ist. Und da mein ich nicht die Delikte, wegen denen die Gespenster worden sind, und die Sachen, die in den Gespensterbüchern aktenkundig worden sind. Da red ich von dem, wie die seinerzeit gelebt haben und wie die zu ihre Arbeiter und Bauern gewesen sind und was die für Kriege angefangen haben und wie sie die Leut hinten und vorne beschissen und ausgeplündert haben. Nein, nein, eine Rosa Riedl stellt sich mit so was gar nicht hin! …

Natürlich muss ein Gespenst allerhand können. Am Anfang war ich gut beieinand! Geschwebt bin ich wie ein Wolkerl und durch die allerkleinsten Sicherheitsschloss-Schlüssellöcher bin ich. Aber seit ich im 45er Jahr verschüttet worden bin, in einem Keller von einem Haus, auf das eine Bombe gefallen ist, kann ich gar nichts mehr. Über zwei Jahre bin ich unter dem Schutthaufen gelegen, platt gedrückt wie eine überfahrene Krot. Es ist ja ein fünfstöckiges Haus gewesen. Mit dem Schweben ist es seither vorbei. Wie jeder lebendige Mensch auch, muss ich auf meine Plattfüß daherlatschen. Und durch Schlüssellöcher schlupfen ist nimmer drin. Nicht einmal durch ein riesiges Abortschlüsselloch. Die Elastizität fehlt mir …

Wieso ich ein Gespenst geworden bin? Also richtig wissen tu ich es nicht. Aber ich hab mir das irgendwie zurechtgelegt, und damit du das verstehst, muss ich weiter ausholen:

Keiner stirbt gern. Aber auch beim Sterben sind die

Leute verschieden. Meine Mutter – zum Beispiel – ist über achtzig worden, vier Kinder hat sie gehabt und neun Enkel. Aus den Kindern ist was worden, nicht viel, aber sie war damit zufrieden. Und aus den Enkeln, hat sie glaubt, da wird einmal noch viel mehr werden. Und sie hat sich gesagt: Achtzig Jahr, das ist genug für ein Leben, richtig hab ich alles gemacht, in Ordnung ist alles und viel schnaufen kann ich eh nimmer. Also ist sie gestorben. Und aus war's mit ihr.
Oder die feine Dostal! Die ist doch eine ewige Raunzen. Wenn es bei der ans Sterben gehen wird, wird sie ein bissl weiterraunzen und dann wird es vorbei sein.
Oder der alte Franz! Der mit dem kleinen Hund! Dem gefällt das Leben nicht. Nie hat er eine Frau mögen, nie hat er Kinder mögen, wenn die Sonne scheint, ist es ihm zu heiß, wenn es regnet, zu nass, und wenn es schneit, zu weiß. Dem geht nicht viel ab, wenn er einmal unter der Erde liegt. Der hat sowieso keine Freud am Leben.
Bei mir war es ja auch nicht die Freude! Die Wut und der Zorn waren es. Das war im 38er Jahr, wo die Nazis auch bei uns an die Macht kommen sind und die scheußlichen Zeiten noch scheußlicher worden sind. Geheult hab ich vor Zorn, wenn die Leut nur gesagt haben: ›Da kann ma nix machen!‹ Und vor Wut bin ich fast platzt, wenn mich unsere Hausfrau mit ›Heil Hitler‹ gegrüßt hat. Und vor Zorn hätt ich mich in den Hintern beißen können, wenn ich gesehen hab, wie die Dostal, damals war's noch ein junges Madl, im Hof un-

ten gesessen ist und Hakenkreuz auf Fahnen genäht hat. Und vor Empörung hab ich keine Luft kriegt, wenn ich dabei war, wie manche Leut über die Juden geredet haben, dass die weggehören, weil wir ›Arier‹ unter uns sein sollen und eine ›bessere Rasse‹ sind.

In der Gegend da hat es nur wenig Juden gegeben. Ich persönlich hab überhaupt nur den Herrn Fischl gekannt. Der war Uhrmacher und hat unten, an der Ecken, sein Geschäft gehabt. Jeden Donnerstag hab ich ihm zusammengeräumt. Lieb war er. Nie hat er was zum Meckern gehabt. ›Frau Riedl, wenn ich Ihnen nicht hätt!‹, hat er immer gesagt.

›Herr Fischl‹, hab ich damals jeden Donnerstag zu ihm gesagt, ›Herr Fischl, bleiben S' nimmer länger da! Die Nazi werden Ihnen gefährlich. Gehn S' in die Schweiz oder nach Amerika! Der Doktor Goldberger ist auch schon weg. Und der Ingenieur Lederer, hab ich gehört, fahrt nächste Wochen!‹ Aber der Herr Fischl hat mir nicht glauben wollen. Er hat ja nix tan, hat er gesagt. Und er gehört auch nicht zu den reichen Juden, hat er gemeint. Ihm kann man doch nichts wegnehmen. Wenn er sich ruhig und still verhält, hat er gesagt, wird ihm sicher nichts geschehen. Er war so naiv, dass er gar net glauben hat können, was für Gemeinheiten auf der Welt möglich sind.

›A gutes Gewissen is a sanftes Ruhekissen‹, hat er immer zu mir gesagt. Außerdem war das Weggehen ja nicht so leicht, wenn man kein Geld gehabt hat. In der

Schweiz haben s' nur die reichen Juden mögen, und für Amerika hat man einen Bürgen gebraucht, der was der amerikanischen Regierung garantiert, dass er im Notfall aufkommt für den eingewanderten Juden. Wo hätt denn der Fischl so einen hergenommen? So ist er halt geblieben, und wenn ihm die Nazi-Bagage in der Nacht mit Farb ›Saujud‹ auf seine Auslagenscheiben gemalt hat, dann hat er's in der Früh weggewaschen. Und wenn ihn viele Leut nimmer gegrüßt haben, hat er weggeschaut und nix gesagt. Und wenn der blöde Dostal-Fredi, der Bruder von der ›feinen‹ Dostal, vor ihm ausgespuckt hat, hat er tan, als ob er es gar net merken würd.
Und dann, ich geh gerade von der Bedienung bei einer gewissen Beierl nach Haus und bin beim Geschäft vom Fischl – auf der anderen Straßenseite leider –, seh ich, wie zwei SA-Männer in ihren braunen Uniformen mit die Hakenkreuzbinden den Herrn Fischl aus dem Geschäft herausholen und zu der Ecken hinschleppen. Da waren nämlich, auf dem Gehsteig, mit roter Farb drei Pfeil gemalt. Drei Pfeil dicht nebeneinand. Das war das Zeichen von ›unserer‹ Partei. Von der Sozialistischen. Die drei Pfeil haben unsere Leut in der Nacht auf das Pflaster gemalt, dass die Nazis merken, dass 's uns auch noch gibt. Dass wir uns nicht so leicht unterkriegen lassen.
Die zwei braunen SA-Männer haben den Fischl zu unsere Pfeil hingezerrt. Eine Menge Leut sind an der Ecke gestanden. Die SA-Männer haben dem Herrn Fischl

ein Zahnbürstel in die Hand gedrückt und der eine hat ihm einen Tritt gegeben. Der Herr Fischl ist hingefallen und ein paar Leut haben gelacht. Die SA-Leut haben den Fischl wieder hochgezogen und haben auf die Pfeil gezeigt und haben gebrüllt: ›Saujud, putz des weg!‹

Unter die Leut, die um den Fischl und die SA-Männer herumgestanden sind, waren Nazis, aber es waren auch welche dabei, die ich gekannt hab und die wirklich keine Nazis waren. Und die haben dem Fischl trotzdem nicht geholfen. Da ist in mir die Wut und der Zorn und die Empörung ganz heiß und rot und wild aufgestiegen. Ich wollt hinüber über die Straße. Ich wollt dem Fischl helfen. Ich wollt denen, die keine Nazis waren, sagen, dass wir was tun müssen, dass es so was nicht geben darf. Und da bin ich über die Straße hinüber, ohne zu schauen.

Die Straßenbahn hat leider nicht so schnell bremsen können. ›Herr Fischl‹, hab ich noch gerufen, ›Herr Fischl, ich komm ja schon!‹ Aber ›So helfts ihm doch!‹ hab ich nimmer rufen können.

Verstehst, Madl? Die Straßenbahn fahrt mich tot in dem Moment, wo ich voll Wut und voll Zorn und voll Empörung war, aber auch voll Hoffnung, dass man dem Fischl – wenigstens dem Fischl – doch helfen könnte. Und da denk ich mir: Wenn einer so dringend etwas zu erledigen hat wie ich damals, wenn einer so zornig und wütend ist, dann kann der nicht richtig sterben, weil er keine Ruhe hat.

Einfach schrecklich war das. Tot bin ich dagelegen und habe gesehen, wie der arme alte Fischl mit dem Zahnbürstel an den drei Pfeilen herumwischt. Die Rettung ist gekommen, auf eine Bahre haben sie mich gelegt. ›Nix mehr zu machen‹, hat der Rettungsarzt gesagt. Ein großes Packpapier haben sie über mich gebreitet. Den Kopf haben sie mir auch zugedeckt.

Die spinnen ja, habe ich mir gedacht. Ich kann bloß nicht reden. Und rühren kann ich mich auch nicht. Aber ich lebe ja! Und ich muss aufstehen, um dem Fischl zu helfen. Ich muss den Leuten sagen, dass das ein Verbrechen ist. Dass das nicht sein darf.

Aber sosehr ich mich auch angestrengt habe, ich habe mich nicht rühren können. Und reden auch nicht. Doch gespürt hab ich alles. Wie sie mich in einen Sarg gelegt haben, wie sie mich in ein Leichenauto geschoben haben, wie sie mich in der Friedhofskapelle wieder ausgeladen haben! Alles habe ich gespürt!

Aufgebahrt bin ich dann in der Kapelle gelegen, mein Begräbnis hat angefangen, der Pfarrer hat lateinisch gesprochen und eine Menge Leute war da. Kränze haben sie zu meinem Sarg gelegt und Blumensträuße, und mein Mann, den ich noch nie hab weinen gesehen, der hat geweint. Und dann plötzlich stehen die Berger und die alte Huber neben meinem Sarg und reden flüsternd darüber, dass das keine Zeiten mehr sind. Sie sagen: ›Die arme Rosa Riedl wird überfahren und der arme Herr Fischl liegt daheim und hat von der schrecklichen Sach einen Schlaganfall bekommen und kann sich nimmer rühren!‹ Dass er halbseitig gelähmt ist, haben sie auch noch gesagt, und dass ihn niemand pflegt. Da hab ich mir denkt: Rosa, du musst zu ihm! Rosa, der Fischl braucht dich! Rosa, hab ich mir gesagt, Rosa, raus mit dir aus der blöden Kisten! Sofort raus mit dir, Rosa!

Und ehrlich, es ist gegangen. Ich bin einfach aufgestanden und bin aus dem Sarg gestiegen. Die Leut werden sich schön wundern, hab ich mir noch gedacht. Aber die Leut haben sich nicht gewundert. Die haben mich nämlich gar nicht gesehen. Mein toter Leib ist in dem Sarg liegen geblieben. Zuerst hat mich das sehr verstört. Aber dann habe ich mir die Sache überlegt und hab mir gesagt: In solchen Zeiten, da ist es vernünftiger, wenn man unsichtbar ist.

Aber ob man mich auch nicht hören kann, das wollte ich doch wissen. Also bin ich zu unserer Hausfrau hin, die mit der Dostal bei der Tür von der Kapelle gestanden ist. Die Hausfrau hat gerade zur Dostal gesagt: ›Über die Riedl kann man allerhand sagen, aber eins muss man ihr lassen. Eine bessere Bedienerin wie sie krieg ich nimmer!‹ Da hab ich der Hausfrau ins linke Ohr hineingesagt: ›Ich hätt aber ohnehin nimmer bei Ihnen putzt, weil bei die Nazis putz ich nicht. Die sollen sich ihren Dreck allein machen!‹

Die Hausfrau ist schneeweiß im Gesicht geworden und hat am ganzen Körper zum Zittern angefangen.

Die Dostal hat zu ihr gesagt: ›Hausfrau, was ist Ihnen denn? Fühlen Sie Ihnen unwohl?‹ (Weil, die Mutter von der ›feinen‹ Dostal war auch schon recht fein.) Da bin ich zum linken Ohr von der Dostal hinüber und hab gesagt: ›Ihnen sollt schön langsam auch unwohl werden, Sie alte Rauchfangtauben, Sie! Und wenn Ihre Tochter weiter im Hof unten hockt und Hakenkreuzln auf Fahnen näht, dann werd ich ab jetzt jede Nacht zu Ihrem Betterl kommen und Sie zwicken!‹
Die Dostal und die Hausfrau sind ohnmächtig geworden. Während der Pfarrer zu meinem Leib die letzten lateinischen Worte gesagt hat, haben die Sargträger die zwei ins Freie getragen und auf ein Friedhofsbankerl gesetzt und ihnen Luft zugewachelt. Und ich habe zu mir gesagt: ›Rosa Riedl, jetzt bist du eine kleine Chance für die Zukunft! Rosa, geh an die Arbeit!‹«

8. Kapitel,

in dem Nasti der Rosa Riedl zuliebe mit Tina wieder einmal streiten und ihre Mama belügen muss.

Am nächsten Morgen war Nasti unausgeschlafen, aber heiter und zufrieden. Sie aß sogar Frühstück, was sie sonst nur an schulfreien Tagen tat. Der Mama fiel das aber gar nicht auf, denn die Mama war auch sehr unausgeschlafen und hatte Kopfweh.

Nasti verließ drei Minuten vor der üblichen Zeit die Wohnung. Sie schlich die Stiege zum Dachboden hinauf, machte die Dachbodentür einen Spalt auf und fragte zum alten, verbeulten Samtsofa hin: »Rosa, schläfst du noch?«

»Gerade bin ich aufgewacht«, sagte die Rosa Riedl gähnend. »Ich wach immer um diese Zeit auf, weil die Berger da ihr Radio aufdreht und das hör ich durch!«

»Dann bis Mittag, liebe Rosa«, sagte Nasti, machte die Tür wieder zu und lief die Stiege hinunter.

Vor dem Haustor wartete Tina. Das tat sie jeden Tag. Sie gingen die Gasse hinunter und Tina fragte: »Was ziehst du denn heute Nachmittag an? Meine Mama meint, ich soll das rosa Kleid anziehen, aber ich mag das rosa Kleid nicht! Ich geh lieber in den Jeans, so vornehm ist die Party ja auch wieder nicht, oder?«

»Ich gehe überhaupt nicht«, sagte Nasti. »Ich habe etwas anderes vor!«

»Du gehst nicht?« Tina schaute kugelrund. »Spinnst du? Was hast du denn vor? Du hast dich doch so auf die Geburtstagsparty beim Tommi gefreut!«
Natürlich hatte sich Nasti auf die Geburtstagsparty beim Tommi gefreut. Aber die Rosa Riedl war jetzt wichtiger. Und natürlich konnte Nasti Tina nicht die Wahrheit sagen. Weil es die Rosa Riedl nicht wollte und weil es Nasti auch nicht wollte. Die Rosa Riedl gehörte ihr ganz allein. Die wollte sie mit niemandem teilen.
»Was hast du denn vor?«, drängte Tina.
Nasti log nicht gern. Sie dachte: Ich bleib bei der Wahrheit, so gut es geht. Sie sagte: »Weißt, ich hab da eine alte Frau kennen gelernt …«
»Na und?«, fragte Tina.
»Ich hab ihr versprochen, mit ihr spazieren zu gehen!«
»Spinnst?«, rief Tina. »Wennst unbedingt mit der Alten herumlatschen willst, kannst das doch auch ein anderes Mal machen!«
»Nein, es muss heute sein!«
»Und warum, Fräulein Anastasia?«, fragte Tina und schaute bitterböse.
»Das ist halt so«, rief Nasti. »Und es ist ja schließlich meine Angelegenheit!«
»Sehr sonderbar«, keifte Tina, »wirklich sehr sonderbar. Das Fräulein Anastasia geht lieber mit einem alten Weib spazieren als zur Party!«
Nasti gab keine Antwort.
Tina keifte weiter: »Ich weiß eh, warum du nicht hin-

gehst! Weil der Tommi deinen herzallerliebsten Michel nicht eingeladen hat, deswegen willst du auch nicht!« Tina verdrehte die Augen und machte einen Sichelmund; der sollte ihre allergrößte Abscheu ausdrücken.
Schweigend gingen Tina und Nasti zur Schule. Beim Schultor sagte Tina: »Du, eins merk dir! Wenn du heute nicht auf der Party bist, dann bist du meine Freundin gewesen. Dann ist Feindschaft zwischen uns auf ewig!«
»Sei nicht komisch«, sagte Nasti.
Da zeigte ihr Tina die Zunge und lief zur Klasse hin.
Die Lehrer waren an diesem Samstag mit Nasti auch nicht zufrieden. »Nasti, so träum doch nicht vor dich hin!«, ermahnte die Deutschlehrerin Nasti in der ersten Stunde fünfmal. Und in der zweiten Stunde, da war Mathematik, wurde es noch ärger. Der Mathelehrer holte Nasti zur Tafel. Nasti sollte ausrechnen, wie viel $^1/_4$ und $^1/_8$ und $^1/_{12}$ ist. Natürlich konnte Nasti solche einfachen Rechnungen. Nasti war sogar eine sehr gute Rechnerin. Aber an diesem Samstag musste Nasti dauernd an die Rosa Riedl und an den Herrn Fischl denken und an das Begräbnis der Rosa Riedl, dass sie einfach nicht mehr genau wusste, ob ein Ganzes tatsächlich aus vier Vierteln besteht, und es schien ihr auch möglich, dass ein Achtel doppelt so viel wie ein Viertel ist. Schließlich errechnete sie, dass $^1/_4$ und $^1/_8$ und $^1/_{12}$ fünf Ganze ergibt. Der Mathelehrer schaute ihr kummervoll zu und Tina schaute ihr grinsend zu.

Tina zupfte die vordere Sitznachbarin und flüsterte: »Und so was hat in Mathe einen Einser!«
Nasti versuchte die Rechnung noch einmal und diesmal errechnete sie als Ergebnis: ein Achtel! Der Mathelehrer schaute Nasti besorgt an und fragte sie: »Kindchen, was ist denn? Ist dir vielleicht nicht recht gut? Bist du krank?«
Tina drehte sich zum hinteren Sitznachbarn und flüsterte: »Wenn unsereiner einmal was nicht kann, dann ist er blöd! Wenn das Fräulein Anastasia blöd ist, dann ist sie eben krank!« Der hintere Sitznachbar nickte zustimmend und flüsterte: »Mensch, so schlecht kann einem gar nicht sein, dass man so saudumm herumrechnet!«
Der Mathelehrer schickte Nasti auf ihren Platz zurück und rechnete die Rechnung selber aus. Nasti setzte sich wieder neben Tina. »Na, Fräulein Anastasia«, zischte ihr Tina zu, »haben die allerletzte Zarentochter heute einen schlechten Tag?« Dann schob Tina den Kugelschreiber und den Radiergummi von Nasti, die in der Mitte des Pultes lagen, auf Nastis Seite hin und keppelte dabei: »Ich brauch nämlich auch ein bisschen Platz!«
Den Rest der Mathestunde verbrachte Nasti damit, winzige rote Pfeile, immer drei dicht nebeneinander, auf die letzte Seite des Schulübungsheftes zu zeichnen. Zwischendurch schaute sie zum Fenster hinaus und lächelte.
In der Zehnerpause ging Nasti mit Michel zum Aquarium. Das Aquarium war im letzten Stock bei der Treppe.

Michel und Nasti versuchten die Fische zu zählen, was ihnen nicht gelang, da die Fische alle gleich ausschauten und außerdem nicht stillstanden, sondern emsig herumschwammen. Tina war ihnen gefolgt. Sie stand einige Meter von ihnen entfernt, aß an einem riesigen Butter-Wurst-Käse-Brot und beobachtete sie. Als der Tommi die Treppe heraufkam und auch zum Aquarium hinwollte, rief sie: »Tommi, stör das Liebespaar nicht!«
»So eine blöde Kuh!«, sagte Nasti zu Michel.
»Ich hab gedacht, sie ist deine Freundin«, sagte Michel.
Nasti gab Michel keine Antwort, weil sie zu Tina hinschaute und sah, dass Tina nun leise auf Tommi einredete. Nasti wusste genau, was Tina dem Tommi jetzt erzählte: dass Nasti nicht zur Geburtstagsparty kommen werde und dass Nasti nur deswegen nicht kommen werde, weil der Michel nicht eingeladen sei. Und da kam der Tommi auch schon zum Aquarium, stellte sich vor Nasti auf und fragte: »Sag, stimmt das?«
»Was denn?«, fragte Nasti und tat, als hätte sie von nichts eine Ahnung.
»Die Tina sagt, du kommst heute nicht zu mir, weil du mit einer alten Frau spazieren gehst? Das ist dir lieber!«
Nasti nickte bloß. Tommi zuckte mit den Schultern, murmelte: »Wer nicht will, der hat schon!«, und ging zu Tina zurück.
Michel schaute Nasti an und sagte: »Zu mir hat die

Tina gesagt, du gehst nur deshalb nicht, weil ich nicht dort bin.«
»Unsinn«, rief Nasti. »Es tut mir schon Leid, dass er dich nicht eingeladen hat. Aber ich wär trotzdem hingegangen. Nur – ich geh wirklich mit der alten Frau spazieren!«
»Kann ich da mitkommen?«, fragte Michel. »Zu dritt ist das vielleicht lustiger!«
»Nein, wirklich nicht.« Nasti zögerte ein bisschen, weil sie den Michel nicht auch noch vergrämen wollte. »Vielleicht später einmal, Michel. Aber heute geht es wirklich nicht. Die alte Frau, die ist nämlich sehr scheu, weißt du, die war seit dreißig Jahren nicht mehr aus dem Haus …« Nasti schwieg. So viel hatte sie eigentlich auch dem Michel nicht sagen wollen.
Der Michel lachte. »Aber Nasti, das gibt es doch gar nicht. Du schwindelst mich an!« Und dann fügte er schnell hinzu: »Aber es macht mir wirklich nichts, wenn du schwindelst!«
»Ich schwindle nicht!«, rief Nasti und drehte sich um und lief die Treppe hinunter. Die Glocke läutete gerade die Pause aus. Nasti setzte sich auf ihren Platz. Dort blieb sie, bis es zwölf und die Schule aus war. Sie ertrug Tinas bitterböse Blicke gelassen, sie malte Pfeile und auch Herzen mit Pfeilen durch und dem Monogramm R.R. Sie wurde noch siebenmal etwas gefragt und wusste siebenmal keine Antwort, weil sie die Fragen gar nicht gehört hatte. Einmal rollte ihr Ku-

gelschreiber vom Pult und Tina hob ihn auf. (Was ganz sicherlich ein Angebot auf Einstellung der Kampfhandlungen war, zumindest aber auf Waffenstillstand.) Nasti bemerkte es nicht einmal.

Als Nasti von der Schule heimkam, stand die Mama in der Küche und bügelte Nastis himmelblaues Blümchenkleid. »Damit du bei der Party hübsch ausschaust«, erklärte sie.

Nasti beschloss, die Mama zu belügen. Es ging leider nicht anders. Sie konnte jetzt nicht sagen: »Liebe Mama, ich gehe nicht auf die Party! Ich habe nämlich gestern Abend ein Gespenst kennen gelernt, das mein Schutzgespenst ist. Und dieses Gespenst ist in den letzten Jahrzehnten etwas menschenscheu geworden. Darum führe ich das Gespenst heute Nachmittag ein bisschen aus. Mit mir nämlich, hat das Gespenst gesagt, wird es sich schon unter die Leute trauen!«

Der Mama wäre doch glatt das Bügeleisen aus der Hand gefallen, hätte Nasti so – oder ähnlich – gesprochen. Wahrscheinlich hätte sie sich auch mit dieser Auskunft nicht begnügt, hätte immer weiter und weiter gefragt und Nasti hätte dann alles sagen müssen. Und die Mama hätte ihr dann erklärt, dass sie am Freitagabend bloß geträumt habe, dass es doch Gespenster gar nicht gibt und dass so große Mädchen wie Nasti doch so einen Unsinn nicht glauben dürfen. Natürlich hätte es noch eine Möglichkeit gegeben: Nasti hätte die Rosa Riedl vom Dachboden herunterbitten können. Die Rosa Riedl hätte mit der Mama reden können. Die Rosa Riedl hätte sich auch – mit ein bisschen Anstrengung – leiblich machen können. Dann wäre der Mama gar nichts anderes übrig geblieben, als an die Rosa Riedl zu glauben! Aber die Rosa Riedl wollte das sicherlich nicht. »Nur in Ausnahmefällen«, hatte sie zu Nasti gesagt, »nehme ich Kontakt auf.« Und Nasti wollte es auch nicht! Die Rosa Riedl war schließlich kein Familiengespenst. Sie gehörte Nasti ganz allein.

Nasti nickte also bloß der Mama und dem himmelblauen Blümchenkleid freundlich zu und sagte: »Du, Mama, ich gehe aber schon etwas früher weg, weil ich mich mit der Tina und ein paar anderen vorher treffe – wir kaufen einen Blumenstrauß für den Tommi!«

»Blumen für einen Buben?«, fragte die Mama. Nasti erklärte, dass sie eigentlich gar nicht »Blumen« gemeint habe. Einen Kaktus wollten sie für den Tommi kaufen, denn der Tommi sei ein Kakteensammler. Die Mama meinte, Kakteen, wenn sie halbwegs groß und halbwegs schön sind, kosten eine Menge Geld. »Weißt was«, sagte die Mama großzügig, »ich schenk dir unseren Kugelkaktus für den Tommi!« Nasti versuchte, beglückt dreinzuschauen. Es gelang ihr.

9. Kapitel,

in dem Nasti einen Spaziergang unternimmt und nachher von der Frau Berger Zusatzinformationen einholt.

So kam es, dass Nasti gegen zwei Uhr mit einem Kugelkaktus in weißem Seidenpapier und einer himmelblauen Masche darüber auf den Dachboden schlich. Sie wickelte den Kaktus aus und stellte ihn neben das Samtsofa. Die Rosa Riedl freute sich. Sie war wirklich eine Kakteenliebhaberin.

»Möchtest du sonst noch etwas?«, fragte Nasti.

»Wenn es dir keine Umstände macht«, sagte die Rosa Riedl, »hätt ich gern einen Wecker oder irgendeine andere Uhr. Ich weiß nie genau, wie spät es ist. Außer, die Berger hat das Radio angestellt.«

Nasti versprach der Rosa einen Wecker. Und ein kleines Kofferradio auch. Nasti nahm sich auch vor – aber davon sagte sie nichts –, der Rosa Riedl ein Kissen zu bringen und eine Decke. Und vielleicht noch einen kleinen Bettvorleger dazu. Die Rosa sollte es gemütlich haben.

Gerade als sie vom Dachboden hinuntergehen wollten, hörten sie Schritte auf der Stiege. Nasti versteckte sich hinter dem Bretterstapel beim Samtsofa.

Die Frau Dostal kam mit einem Korb Wäsche auf den Dachboden. Sie ging zum Wäschestrick und begann Wäsche aufzuhängen.

Sie tat das sehr langsam. Jedes Stück Wäsche zog sie

zuerst zurecht und schüttelte es aus und klemmte es an den Strick.
Hinter den Brettern war es unheimlich staubig. Nasti kämpfte verzweifelt gegen ein immer stärker werdendes Kribbeln in der Nase. Die Frau Dostal holte gerade ein himmelblaues Handtuch mit rosa Rosen aus dem Wäschekorb und schüttelte es aus, da nieste Nasti laut los.
»Heuland der Wölt«, schrie die Frau Dostal und ließ das Handtuch fallen und presste beide Hände gegen die linke Brustseite, dorthin, wo das Herz ist. Und dann lief sie, so schnell sie konnte, zur Dachbodentür, stolperte die Stiege hinunter und klingelte an Nastis Wohnungstür und jammerte dabei unentwegt: »Heuland der Wölt, so ein Schröck!«
Die Rosa Riedl nahm Nasti an der Hand und zog sie hinter dem Bretterstapel hervor. Sie flüsterte: »Ruhe bewahren, Madl! So was ist für ein Gespenst eine Alltäglichkeit. Ich mach das schon! Ich geh jetzt hinunter und lenk deine Mama ein bissl ab.«
»Wie denn?«, flüsterte Nasti und steckte zwei Finger in den Mund und biss an den Fingernägeln.
»Du wartest da«, sagte die Rosa Riedl, »bis die Luft rein ist, was heißt, bis die Dostal in eurer Wohnung drin ist. Dann rennst die Stiegen runter, beim Haustor treffen wir uns!«
Nasti kaute weiter an den Nägeln. Die Rosa Riedl legte eine Hand auf ihre Schulter und schob sie sachte

zur Dachbodentür. Unten öffnete Nastis Mutter gerade die Wohnungstür. »Ja, Frau Dostal, was ist denn?«, erkundigte sie sich.
»Am Dachboden oben hat euner hinter meuner plötzlich haptschi geschrün«, jammerte die Dostal.
»Wer hat was?« Nastis Mutter begriff überhaupt nichts.
»So, jetzt tret ich in Aktion«, flüsterte die Rosa Riedl.
Nasti spürte, wie sich die Rosa warm und weich an ihr vorbeidrängte. Nasti hörte, wie die Frau Dostal jammerte: »Üch weiß ja nicht, wer haptschi geschrün hat. In der Ecke, wo das alte Zeug steht, da ist einer! Es war schröcklich! Wür müssen die Polizeu anrufen!«
Dann war es einen Augenblick lang still und dann kicherte die Dostal. Zuerst leise, dann immer lauter und dann quietschte sie wie ein junges Ferkel.
Nasti wurde neugierig. Sie schlich ein paar Stufen hinunter und beugte sich über das Treppengeländer. Sie sah eine total entsetzte Mama und sie sah die Frau Dostal. Die Frau Dostal hopste herum und wand sich und fuchtelte mit den Armen, als ob sie einen feuerländischen Eingeborenentanz nachmachen wollte.
»Frau Dostal, ich bitt Sie!« Nastis Mama legte der Frau Dostal beide Hände auf die Schultern. »So beruhigen Sie sich doch um Himmels willen!«
»Es kützelt aber so«, kreischte die Dostal, »da und da und überall!« Sie hopste weiter und fuchtelte ganz wild herum und kicherte.

»Sie arme Person, Sie«, sprach die Mama mit sanfter Krankenschwesternstimme, »kommen Sie herein! Beruhigen Sie sich!« Die Mama zog die Frau Dostal in die Wohnung und machte die Tür zu. Das Gekicher und Gequietsche war nun leiser. Nasti schlich die Stiege hinunter. Als sie bei der Wohnungstür vorbeikam, hörte sie die Stimme der Frau Dostal: »Aber der – hihi – am Dachboden, der welcher ha-ha-haptschi gemacht hat, dön müssen wir der Polizeu melden!«
Nasti rannte die Stiegen hinunter. Keuchend blieb sie hinter dem Haustor stehen und steckte die zwei Finger wieder in den Mund und biss an den Nägeln. Gerade als sie das erste Stück Nagel abgebissen hatte, sagte die Rosa Riedl: »So, das hätt ma auch geschafft!«
Sie gingen aus dem Haus. Nasti sagte: »Jetzt glaubt die Mama, die Dostal ist übergeschnappt!«
»Stört mich überhaupt net«, lachte die Rosa Riedl.
»Was willst denn machen, Rosa?«, fragte Nasti und schaute plötzlich verlegen zu Boden, weil eine Dame, die hinter ihnen gegangen war, nun aufholte und Nasti neugierig anschaute. (Kinder, die ganz normal aussehen, aber mit sich selber Gespräche führen, sieht man schließlich nicht alle Tage!)
»Nur so ein bisserl herumgehen, für den Anfang«, sagte die Rosa Riedl, »damit ich mich wieder an die vielen Leut und die Straßen und die Autos gewöhne.«
Nasti gab der Rosa an jeder Straßenecke die Hand. Allein hätte sich die Rosa nicht über die Kreuzung gewagt.

»Einen Gestank hat's da«, jammerte die Rosa. »Wie in einem Benzinfassl riecht's. Gehn wir doch lieber in einen Park. Die Plattfüße tun mir auch schon weh!«
Nasti führte die Rosa Riedl zum nächsten Park. Der Park war klein und nicht sehr schön. Der Rosa gefiel er trotzdem. »Es riecht nach Frühling«, stellte sie fest. Sie setzten sich auf eine Bank beim Kinderspielplatz.
»War dir das nicht langweilig«, fragte Nasti, »dreißig Jahre lang immer nur in einem Haus drinnen?«
»No ja«, sagte die Rosa Riedl, »eigentlich nicht. Im Haus bin ich ja herumgegangen, da gibt's keine Wohnung, wo ich nicht jedes Winkerl kenn. Und im Sommer bin ich auch manchmal im Hof unten gewesen. Wenn die Sonne geschienen hat.«
»Wenn ich so unsichtbar sein könnte«, träumte Nasti vor sich hin, »dann würde ich überallhin wollen. Da könnt ich ohne Ticket nach Mexiko fliegen und beim Bundeskanzler einsteigen und in der Oper in den Kulissen sitzen …«
»Weißt, Madl«, sagte die Rosa Riedl, »ich hab da genug davon. Im Krieg damals, das war eine anstrengende Zeit für mich. Nie bin ich zur Ruh gekommen. Gauleiter zwicken, HJ-Buben schrecken, NS-Frauenschaft durcheinander bringen, Hitler-Feiern stören, das waren nur die Kleinigkeiten. Hauptberuflich hab ich ja drauf geschaut, dass ein bisserl Gerechtigkeit herrscht im Häuserblock. Dauernd hab ich Marmelade und Speck und Eier herumgetragen. Manchmal ist mir auch ein

Blödsinn passiert. Da hab ich – zum Beispiel – der Hausfrau ein paar rote Filzstiefel weggenommen, weil die ohnehin drei Paar Stiefel gehabt hat. Ich hab's bei der Wokurka in den Kasten gestellt. Aber die Wokurka hat's ja doch nicht tragen können, weil die Hausfrau doch gleich ihre Stiefel erkannt hätte. Also hat sie die Stiefel verkauft. Im Schleichhandel gegen vier Kilo Mehl. Und wie es der Teufel haben will, geht die Hausfrau ins Kino zu einem Marika-Rökk-Film und da setzt sich eine neben sie – und hat ihre Stiefel an! Na, das war ein Geschrei. Wär ich nicht zufällig auch im Kino gewesen, weil ich für die Marika Rökk damals geschwärmt hab – gar nicht auszudenken, was da hätte sein können. Die Hausfrau wollte die Dame mit ihren Filzstiefeln auf die Polizei schleppen. Aber ich bin schnell hin und bin der Hausfrau auf den Rücken geklettert. Wie ein schwerer Rucksack bin ich mit meinem ganzen Gewicht an ihr gehängt und hab ihr ins Ohrwaschel geflüstert: ›Und wie erklärst du der Polizei, woher *du* die Stiefel hast?‹ Ich hab ja gewusst, dass sie die Stiefel auch im Schleichhandel gekauft hat. Da ist sie ganz blass geworden, und weil ich sichergehen wollte, dass sie nichts unternimmt gegen die Dame mit den Stiefeln, hab ich noch geflüstert: ›Wenn du jetzt zur Polizei gehst, du Schreckschrauben, dann bleib ich auf deinem Buckel hocken und sag in der Wachstube laut, dass dein Enkel immer den englischen Sender, den verbotenen, sucht!‹ Das hätt ich natürlich nie getan. Der Hansi, der Enkel

von der Hausfrau, der war ohnehin der einzige nette Mensch in der ganzen Familie. Aber es hat gewirkt! Die Hausfrau hat sich bei der Dame entschuldigt und hat gesagt, es war alles ein Irrtum. Auf die Marika Rökk hat sie keine Lust mehr gehabt. Sie ist aus dem Kino hinaus und ich hab mich auf ihrem Platz breit gemacht.«
Nasti lachte. Die Rosa Riedl seufzte: »Das klingt lustig, das war aber gar nicht lustig!«
»Und was hast sonst noch gemacht, damals?«, fragte Nasti.
»Viel war ich halt in die Keller«, fuhr die Rosa fort. »Wenn Bombenalarm war. Die Leute haben sich ja gefürchtet. Die Kinder besonders. Der Vater von deiner Tina, der war damals ein kleiner Bub, der hat sich vor lauter Angst gar nimmer rühren können, wenn die Flugzeuge geflogen sind und wenn es rundherum gekracht hat. Da hab ich mich dann immer zu ihm gesetzt und einen Arm um ihn gelegt und ihm gesagt, dass sicher nichts passiert; ganz sicher nicht. Obwohl ich da gar nicht so sicher war. Und wenn es so arg worden ist, dass der ganze Keller gebebt hat und die Leut zum Beten angefangen haben, dann hab ich ihm Geschichten erzählt. Vom Schlaraffenland, wo die Würste und die Hendln und die Schinken in der Luft herumfliegen und das Himbeerwasser aus der Wasserleitung rinnt. Damals war für die Kinder ein Schinken und eine Schokolade märchenhafter als ein Zwergenkönig und eine verwunschene Prinzessin.«

Eine Frau mit einem kleinen Buben an der Hand kam zur Bank. Die Rosa hörte zu sprechen auf. Die Frau setzte sich auf die Bank. Der kleine Bub blieb stehen und scharrte mit den Füßen im Kies. »Ich möchte zur Schaukel gehen«, sagte er.
»Hör zu scharren auf«, sagte die Frau, »davon werden die Schuhe nicht besser!« Der Bub wollte zum Kinderspielplatz hin, aber die Frau hielt ihn fest. »Zuerst isst du dein Brot!«, sagte sie. Sie zog den kleinen Buben auf die Bank hinauf und holte aus ihrer Strohtasche ein dickes Butterbrot und drückte es dem Buben in die Hand. »Bevor das nicht aufgegessen ist, stehst du mir nicht auf, Arnim!« Der Arnim hielt das dicke Butterbrot in den Händen, starrte es an und biss nicht hinein. Die Frau schaute stur geradeaus und alle paar Sekunden sagte sie monoton: »Nun mach schon, Arnim, sonst werd ich böse!« Der Arnim fing zu weinen an, aber nicht zu essen. Nasti wollte aufstehen und weggehen. Die Frau war ihr zuwider. Die Rosa Riedl flüsterte ihr zu: »Bleib beim Spielplatz. Ich möchte da ein bisserl eingreifen!«
Nasti setzte sich auf eine leere Wippschaukel und schaute zur Bank hin und wartete darauf, dass die Rosa Riedl eingriff.
Der Arnim weinte jetzt so stark, dass Tränen auf das Butterbrot tropften. Die Frau nahm ihm das Brot weg und hielt es ihm dicht vor den Mund und rief: »So beiß doch schon ab!« Weil der Arnim trotzdem nicht abbiss, gab sie ihm einen Klaps auf den Hinterkopf. Sie wollte

ihm noch einen Klaps geben, aber das gelang ihr nicht mehr. Die Rosa drückte die Klapshand auf die Banklehne und die Brothand zog sie vom Arnim weg. Nasti sah, dass sich die Frau wehrte, aber die Rosa war kräftiger. Sie bog die Brothand bis zum Mund der Frau, bis das dicke Butterbrot an den dünnen Lippen der Frau war. Und bis zur Wippschaukel hin konnte man die sanfte, tiefe Stimme hören: »Nun mach schon, Frau, nun beiß schon ab!« Die Frau wollte genauso wenig essen wie vorher der Arnim. Aber sie wollte vor Schreck losschreien, und wie sie den Mund aufmachte, stopfte ihr die Rosa das eine Ende vom Butterbrot hinein. Die Frau würgte und schluckte, und die Rosa stopfte Zentimeter um Zentimeter nach, bis das Butterbrot im Mund drinnen war. Dann sagte die sanfte, tiefe Stimme: »Brav, Frau, brav, Frau, jetzt darfst du wieder aufstehen!« Die Frau sah sonderbar aus. Sie hatte Tränen in den Augen, ihre Wangen waren prall aufgeblasen, weil sich das Butterbrot hinter ihnen staute. Sie würgte und schluckte, sie packte den Arnim und die Strohtasche, sprang auf und lief dem Parkausgang zu, als ob sieben wilde Hunde hinter ihr her wären.

Die Rosa kam kichernd zur Schaukel. »Das wird der eine Lehre sein«, rief sie. »Einen kleinen Buben so sekkieren!«

Nasti schaute hinter der Frau her und sah, dass sie den Arnim hochhob und auf den Arm nahm und weiterrannte – und plötzlich spürte Nasti an ihrer Wade etwas Feuchtes. Sie drehte sich um und sah, dass das Feuchte eine riesige Hundeschnauze war. Die gehörte zu einem kolossalen Rottweiler. Bevor Nasti dazu kam, vor Angst zu zittern, wurde es ganz warm um sie. Wie eine große, weiche Daunendecke umhüllte sie die Rosa Riedl und murmelte: »Die Rosa ist ja bei dir! Der Hund ist freundlich! Er wedelt mit dem Schwanz und seine Ohren wackeln. Böse Hunde legen die Ohren an und halten den Schwanz steif!«

Dass Ohrenwackeln und Schwanzwedeln auf »gutmütigen Hund« schließen lässt, wusste Nasti längst. Aber gegen die Hundeangst hatte es bisher nie geholfen.

»Ich werde ausprobieren, ob sich der Kerl streicheln lässt«, flüsterte die Rosa. »Manche Hunde mögen das ja nicht!« Der Rottweiler hatte nichts gegen das Streicheln. Er legte sich auf die Erde und wälzte sich auf den Rücken und streckte die Beine von sich und ließ sich von der Rosa Riedl am Bauch kraulen. Vor lauter Wohlbehagen lief ihm Speichel aus dem Maul. Außerdem jaulte er zufrieden.

Der Mann, dem der Rottweiler gehörte, lehnte an einem Baumstamm. Er pfiff auf zwei Fingern nach dem Hund. Und weil der trotzdem nicht aufstand und zum Baumstamm kam, so rief er: »Ajax! Ajax!« Und weil der Hund immer noch nicht kam, ging der Mann zum Hund hin und sagte: »Ajax, was ist denn! Tut das ein erwachsener Hund? Oder hast du vielleicht Flöhe?«

Der Mann beugte sich zu seinem Hund hinunter und starrte auf den Hundebauch. »O Gott«, sagte er zu Nasti. »Der arme Kerl hat was! Schau dir das an! Der hat Muskelreißen!« Wer nicht wusste, dass da eine unsichtbare, freundliche, kräftige Hand auf dem Hundebauch herumkraulte und streichelte und dabei das Bauchfell einmal mit dem Strich und dann wieder gegen den Strich bearbeitete, der musste ja auf eine so sonderbare Idee kommen.

»Ich muss die Tierrettung anrufen«, murmelte der Mann, »vielleicht hat er Gift gefressen. Speichel rinnt ihm auch aus dem Mund!«

»Rosa, hör auf«, flüsterte Nasti. Der Mann hörte es nicht. Er war zu sehr mit seinem »kranken« Hund beschäftigt. Die Rosa hörte zu streicheln auf. Der Hund wälzte sich zur Seite und stand auf. Der Mann rief: »Na, das war ein falscher Alarm! Gottlob!« Der Hund schnupperte noch ein bisschen, schleckte dreimal durch die Luft (dort wo die Hand der Rosa war), lief dann zum Baumstamm und hob ein Bein. Der Mann lief hinter ihm her. »Schau dir das an«, seufzte die Rosa, »bist du ein Gespenst, kannst du nicht einmal in Ruhe einen Hund streicheln! Dauernd gibt's eine Aufregung, wenn du außer Haus gehst!«

Nasti und Rosa verließen den Park. Auf der Straße waren jetzt viele Leute. Dauernd trat der Rosa irgendjemand auf die Plattfüße oder boxte sie in den Magen. Und als sie dann in eine ruhige Seitengasse einbogen,

in der kaum Autos fuhren und fast keine Menschen gingen, wurde die Rosa Riedl von einem Fußball mitten auf die Brust getroffen.
»Pass doch auf, du Depp!«, schrie die Rosa empört dem Buben zu, der den Ball geworfen hatte. Der Bub, der den Ball geworfen hatte, und der Bub, der ihn hätte fangen sollen, standen wie versteinert. Weniger wegen dem »Pass doch auf, du Depp«, sondern weil der Ball plötzlich auf dem halben Weg, mitten in der Luft, anhielt und dann wieder zu dem Buben, der geworfen hatte, zurückgesprungen war. Als Nasti mit der Rosa Riedl um die nächste Ecke bog, standen die zwei noch immer wie versteinert und der Fußball rollte langsam die Straße entlang.
»Ich hab's ja gewusst«, seufzte die Rosa Riedl. »Ein altes Gespenst gehört ins Haus! Ein altes Gespenst hat auf der Straße nichts verloren!«
Nasti fand, dass es zum Nach-Hause-Gehen noch zu zeitig war. Geburtstagspartys dauern üblicherweise länger als zwei Stunden. Nasti schlug der Rosa Riedl einen Kinobesuch vor, Nasti fragte, ob die Rosa Riedl die kleinen Löwen im Tiergarten sehen oder ob sie vielleicht mit der neuen U-Bahn ein paar Stationen fahren wolle. Oder ob sie Auslagen anschauen wolle. Die Rosa Riedl wollte nicht. Ins Kino, erklärte sie, brauche sie nicht. Sie schaue ohnehin fast jeden Abend fern. Meistens bei der Dostal. Weil die den besten Farbfernseher habe. Nur wenn die Dostal die Ak-

tenzeichen XY aufdrehe oder die Rothenbergershow, dann schaue sie bei der alten Frau Berger fern; denn die Rothenberger und den XY, die könne sie nicht ausstehen.

Die kleinen Löwen interessierten die Rosa auch nicht. Auf den Dachboden komme ohnehin täglich eine gestreifte Katze, sagte die Rosa. Mehr als eine Katze brauche sie nicht.

Von der U-Bahn wollte die Rosa überhaupt nichts wissen. Und die Auslagen interessierten sie auch nicht. Neuigkeiten, erklärte sie, kenne sie ohnehin bis zum Überdruss aus der Fernsehwerbung. Und Kleider und Essen und Getränke seien für sie ja sinnlos. Ein Gespenst habe für so etwas keine Verwendung. Die Rosa Riedl wollte nichts anderes als auf ihren Dachboden zurück und ein Nachmittagsschläfchen halten. Also wanderte Nasti mit ihr heim.

Beim Haustor sagte die Rosa: »So schnell bringt mich keiner mehr aus dem Haus.« Im ersten Stock sagte sie: »Das Fortgehen hat ja keinen Sinn! Die Füße tun mir weh. Der Magen tut mir weh. Und der Kopf auch.« Im zweiten Stock sagte sie: »Alsdann, Madl, ich dank dir recht schön, dass du mit mir gegangen bist! Dann bis morgen! Kommst halt rauf zu mir, wenn du Lust hast!«

Nasti wartete, bis die Dachbodentür leise quietschend auf- und dann wieder zuging, und überlegte, wie sie der Mama ihre frühe Heimkehr erklären sollte. Weil ihr keine vernünftige Erklärung einfiel, klingelte sie

an der Tür der Frau Berger. Die freute sich immer, wenn Nasti auf Besuch kam.
Die Frau Berger freute sich auch diesmal. Sie brachte Nasti Himbeersaft und Kekse und erzählte ihr ganz aufgeregt, dass die »feine« Dostal heute einen Anfall gehabt habe. Zuerst habe sie einen Einbrecher auf dem Dachboden oben vermutet und hinterher habe sie sich gekitzelt gefühlt. Ganz wahnsinnig sei das gewesen! Nasti tat sehr erstaunt. Und dann fragte sie die Frau Berger so ganz nebenbei und so, als ob sie das eigentlich nicht besonders interessiere: »Frau Berger, haben Sie einmal eine Rosa Riedl gekannt?«
Die Frau Berger setzte sich zum Tisch, Nasti gegenüber. »Na klar hab ich die Rosa gekannt«, sagte sie. »Ein jeder hat die Rosa gekannt. Die Rosa Riedl! Wer hat denn dir von der Rosa Riedl erzählt?«
Nasti log: »Die Frau Dostal!«
Da rief die Frau Berger: »Der glaub ja nichts! Die hat sicher über die Rosa geschimpft! Aber die Rosa, die war in Ordnung! Das kannst mir glauben! Drüben, im Haus, wo die Tina wohnt, war sie Hausmeisterin. Und sie hat jedem geholfen. Wenn ich damals die Rosa nicht gehabt hätte, damals, wo meine Kinder klein waren und ich arbeiten hab müssen, da hätt ich überhaupt nicht gewusst, was ich hätte tun sollen! Wenn die Kinder krank waren, hat mir die Rosa auf die Kinder Acht gegeben und einkaufen ist sie mir gegangen. Und nichts hat sie dafür verlangt. ›Sie haben ja selber

nix‹, hat sie nur gesagt.« Die Frau Berger schüttelte betrübt den Kopf. »Und dann rennt sie in eine Straßenbahn hinein! Mitten in die Straßenbahn! Das kann ich heut noch nicht begreifen …«
»Weil sie doch gesehen hat, wie die SA-Männer den Herrn Fischl …« Nasti bereute sofort, nicht den Mund gehalten zu haben.
»Was weißt denn du von SA-Männern und dem Herrn Fischl?« Die Frau Berger schaute verwundert.
»Die Frau Dostal …«, stotterte Nasti, aber die Frau Berger unterbrach sie: »Nie im Leben hat dir die Dostal vom Fischl erzählt! Die doch nicht!«
»Dann war es die Wokurka-Oma«, log Nasti und damit war die Frau Berger zufrieden. »Das schon eher«, sagte sie. »Die waren ja Nachbarinnen. Und befreundet auch. Und irgendwie hab auch ich dazugehört. Wir sind immer zusammen die ›Unzufriedene‹ verkaufen gegangen. Das war die Frauenzeitung von unserer Partei. Mit der Wokurka hab ich dann im Krieg oft im Luftschutzkeller über die Rosa geredet. Ich bin nämlich, wenn Bombenalarm war, nie hier im Haus geblieben. Ich bin immer hinüber ins Wokurka-Haus. Der Keller dort ist mir sicherer vorgekommen. Und die Kinder waren dort ruhiger.« Die Frau Berger lachte. »Und dabei hat dann grad dort die Bombe eingeschlagen!«
»Waren Sie da auch im Keller?«, fragte Nasti. Die Frau Berger nickte. »Das war nicht schön, sag ich dir! Aber wir haben alle rauskönnen, bevor das Haus ein-

gestürzt ist. Erst wie der Letzte über die Kellerstiegen herauf war, ist alles komplett zusammengekracht! Ein richtiges Wunder war das damals, haben alle Leute gesagt!«

Nasti schaute aus dem Fenster, über den Hof, zum Haus, in dem Tina und die Wokurka-Oma wohnten und in dem die Rosa einmal gewohnt hatte.

»Das ganze Haus war weg«, fuhr die Frau Berger fort, »nichts wie ein riesiger Schutthaufen ist übergeblieben. Im 48er Jahr dann haben sie den Schutt weggeschaufelt und das Haus wieder aufgebaut.«

Die Frau Berger stand auf und kam auch zum Fenster. »Ja, ja! Die Rosa Riedl!«, sagte sie und lächelte dabei. »Die hätte dir gefallen, Nasti, das kannst mir glauben!«

»Das glaub ich Ihnen«, antwortete Nasti ernst.

10. Kapitel,

in dem es langsam Frühling wird und sich Nastis Mama zuerst Sorgen um Nasti und dann um sich selber macht.

Die Rosa Riedl war tatsächlich zu keinem weiteren Ausgang bereit. Sosehr ihr Nasti auch zuredete. Stur sagte sie: »Ein altes Gespenst gehört ins Haus!« Außerdem war die Rosa auch für Regelmäßigkeit und geordnete Verhältnisse. Stur sagte sie: »Ein altes Gespenst braucht seine Ordnung!« Sie machte für Nasti einen Stundenplan. Der sah so aus: 7 Uhr 30 bis 7 Uhr 45: Nasti bei Rosa auf dem Dachboden. 14 Uhr 10 bis 15 Uhr 30 (oder auch 16 Uhr 30): Nasti ebenfalls auf dem Dachboden. 19 Uhr 30 bis 22 Uhr: Rosa bei Nasti in der Wohnung.

Für den Fall, dass sie einander außerhalb der Besuchszeiten dringend brauchten, hatten sie Klopfzeichen ausgemacht.

An der Wand hinter Nastis Bett war ein altes, eisernes Kamintürl. Wenn Nasti mit dem Hammer vom Laubsägewerkzeug auf das Kamintürl klopfte, konnte das die Rosa auf dem Dachboden oben gut hören. Zwei Signale hatten sie vereinbart. Einmal klopfen hieß: Ich brauche dich nicht unbedingt, aber es wäre gut, wenn du kommst. Zweimal klopfen hieß: Ich brauche dich unbedingt! (Natürlich funktionierten die Klopfsignale auch umgekehrt. Wenn die Rosa Riedl auf das Kamintürl im Dachboden klopfte, dann hörte das Nasti in ihrem Zimmer.)

Als drei Wochen der Freundschaft zwischen Rosa und Nasti vergangen waren, kam Nasti eines Tages von der Schule nach Hause und merkte, dass die Mama nicht wie sonst war. Sie sagte bloß mürrisch »Servus«, als sie Nasti die Wohnungstür aufmachte. Sie stellte den Teller mit Kaiserschmarrn und das Schüsserl mit Kirschenkompott wortlos auf den Küchentisch und wusch dann Geschirr ab.

Nasti setzte sich zum Küchentisch und aß den Kaiserschmarrn und löffelte das Kompott und wartete, dass die Mama endlich fragte, wie es denn in der Schule gewesen sei, wie es Tina heute gehe, ob Nasti viele Aufgaben habe und ob der Michel noch immer Schnupfen habe. Aber die Mama fragte nicht.

Nasti sagte: »Wir haben die Englischschularbeit zurückbekommen!« Die Mama spülte Teller und sagte nichts.

»Ich hab einen Einser bekommen«, sagte Nasti. Die Mama spülte Tassen und sagte kein Wort.

»Einen Einser hab ich!«, wiederholte Nasti. Weil sie wieder keine Antwort bekam, fuhr sie fort: »Den einzigen Einser! Zwölf Fünfer hat es gegeben. Die Tina hat auch einen Fünfer. Und sonst waren fast nur Vierer und ein paar Dreier!« Jetzt musste die Mama doch irgendetwas Freundliches, Nettes, Lobendes sagen! Schnecken! Die Mama nahm das Geschirrtuch und wischte die Teller und die Tassen trocken. Nasti überlegte, ob die Mama vielleicht einen Streit mit dem Papa gehabt haben könnte, und entschied, dass das ganz unmöglich war. Der Papa war am Morgen friedlich und heiter ins Büro gegangen und seither sicher noch nicht zu Hause gewesen. Außerdem schaute die Mama jetzt böse drein. Nach einem Streit mit dem Papa schaute sie leidend und krank aus.

»Was hast du denn, Mama?«, fragte Nasti.

Die Mama legte das Geschirrtuch weg und kam zum Tisch. Sie setzte sich Nasti gegenüber. Sie sagte: »Ich bin leider dahinter gekommen, dass du mich andauernd belügst!«

Nasti verschluckte vor Schreck drei Kirschkerne. Lahm sagte sie: »Aber das stimmt doch nicht, Mama!«

»Doch, das stimmt«, sagte die Mama. »Du belügst mich, und ich mache mir Sorgen, weil ich nicht weiß, warum du lügst!«

Die Mama hatte zufällig am Markt Tommis Mama getroffen, und Tommis Mama hatte ihr von der Geburtstagsparty erzählt und von den sieben Dutzend leeren Colaflaschen und den gegrillten Würstchen und den Tombola-Preisen und hatte bedauert, dass Nasti nicht dabei gewesen war. Und auf dem Heimweg vom Markt hatte die Mama bei der Milchfrau die alte Frau Wokurka getroffen, und von der hatte sie erfahren, dass Nasti und Tina seit über drei Wochen total verfeindet waren. Die alte Frau Wokurka hatte der Mama

gesagt, dass Tina sehr traurig sei und jeden Nachmittag allein zu Hause hocke und sich nach Nasti sehne.
»Wo bist du denn jeden Nachmittag?«, fragte die Mama. »Warum erzählst du mir, du gehst zu Tina? Wenn du eine andere Freundin hast, dann kannst du es mir doch sagen!«
Nasti schwieg. Die Mama rief: »Da muss ich doch auf alle möglichen fürchterlichen Gedanken kommen! Was tust du denn am Nachmittag, dass du es verschweigen musst?«
»Ich tu nichts Fürchterliches«, sagte Nasti.
»Dann kannst du es mir ja sagen«, rief die Mama.
»Nein!«, sagte Nasti.
Jetzt war die Mama wirklich bitterböse. Anscheinend hatte sie geglaubt, Nasti würde – wenn man ihr ernst und freundlich zuredete – die Wahrheit über die Nachmittage sagen. Dass Nasti einfach Nein sagte und sonst gar nichts, damit hatte sie nicht gerechnet.
»Solange du mir nicht sagst, wohin du gehst, wirst du nicht mehr weggehen«, rief die Mama.
»Ich tu aber wirklich nichts Verbotenes«, rief Nasti und heulte los und schluchzte dabei, dass es eine Gemeinheit sei, wenn Mütter von Kindern andauernd verlangen, über alles und jedes Auskunft zu geben. »Ich habe ein Recht auf ein Intim-Leben«, schrie sie. (Diesen schönen Satz hatte sie vor ein paar Tagen im Fernsehen gehört.) »Und du lügst ja auch«, schrie sie. »Du sagst den Zieselhuts, dass der Papa einen Hexenschuss hat!«

Die Mama behauptete, das sei etwas anderes. Zieselhüte könne man beschwindeln. Sie habe auch nichts dagegen, wenn Nasti hin und wieder Tina nicht die Wahrheit sage. Aber in einer Familie, zwischen Kindern und Eltern, müsse es eine Vertrauensbasis geben.
»Vertrauensbasis ist: Wenn ich nichts sage und du mir trotzdem nichts Schlechtes zutraust!«, schluchzte Nasti. »Aber du misstraust mir ja, du denkst, ich mache was Unrechtes!« Nasti schwieg und schluchzte leise weiter.
Die Mama war beeindruckt. Mehr als »Aber, Nasti …« und noch einmal »Aber, Nasti …« brachte sie nicht zuwege.
Nasti holte tief Luft und legte los: »Was glaubst du denn von mir? Meinst du, ich breche jeden Nachmittag in den Supermarkt ein, oder denkst du, ich verkaufe an der Ecke Haschisch, oder vermutest du, ich lasse mich von alten Männern hinter einem Haustor betapschen?«
Die Mama riss vor Schreck sowohl die Augen als auch den Mund auf. Solche fürchterlichen Sachen hatte sie ganz gewiss nicht vermutet. »Was fällt dir denn ein?«, rief sie. »Das würde ich von dir nie im Leben glauben!«
»Dann bist du einfach bodenlos neugierig«, rief Nasti.
»Nein, wirklich nicht«, verteidigte sich die Mama, dachte kurz nach und fügte dann zögernd hinzu: »Nur Neugier ist das sicher nicht! Ich mache mir Sorgen! Und wenn du schon nicht sagst, wohin du gehst, dann sag wenigstens, warum du es nicht sagen kannst!«

Nasti schob das letzte Stück Kaiserschmarrn auf dem Teller hin und her. Konnte sie der Mama nicht doch von der Rosa erzählen? Richtig verboten hatte es die Rosa nicht! Die hatte nur gesagt, es sei nicht sinnvoll, weil Erwachsene völlig durcheinander geraten, wenn sie die Existenz von Gespenstern zur Kenntnis nehmen müssen. Da glauben die Erwachsenen, hatte die Rosa gesagt, noch lieber an fliegende Untertassen oder gabelverbiegende Blicke oder grüne Marsmännchen.
Nasti schaute die Mama aufmerksam an. Vielleicht war die Mama anders? Die Mama schaute weder gebrechlich noch phantasielos aus.
Nasti war fast schon bereit, der Mama von der Rosa Riedl zu erzählen, doch da sagte die Mama: »Kind, versteh doch, solche Lügen verunsichern mich!«
Wenn »solche Lügen« die Mama schon verunsicherten, dann musste sie die Existenz der Rosa ja total verunsichern. Nein, der Mama war die Rosa doch nicht zuzumuten!
Nasti beschloss, es mit der halben Wahrheit zu versuchen. Halbe Wahrheiten sind in Ausnahmefällen erlaubt.
»Mama, ich gehe bloß immer auf den Dachboden.« Nasti deutete zum Plafond hinauf. »Jeden Nachmittag bin ich da oben!«
Die Mama starrte völlig erstaunt zur Zimmerdecke. »Du gehst auf den Dachboden hinauf? – Ganz allein sitzt du auf dem Dach oben, Nasti-Schatz?«

Nasti antwortete: »Kein anderes Kind ist bei mir!«
»Ja, aber …« Die Mama war fassungslos. »Ja, aber …«, wiederholte sie und starrte noch immer zur Decke, »ist denn das lustig da oben?«
Nasti stand auf. In zwei Minuten begann die Dachboden-Besuchszeit. »Lustig ist nicht das richtige Wort«, sagte Nasti zur Mama, »aber ich fühle mich oben wohl!«
Die Mama kam mit Nasti bis zur Wohnungstür.
»Übrigens«, sagte Nasti, »brauch ich ein bisschen Wasser! Der Kugelkaktus ist nämlich oben auf dem Dachboden. Der muss gegossen werden. Und – wenn wir schon dabei sind – der Einbrecher, der geniest hat, das war ich!«
Die Mama lief in die Küche und brachte Nasti ein Glas Wasser für den Kaktus. Bevor sie ihr das Wasserglas überreichte, sagte sie: »Es wär heute so schön draußen, möchtest du nicht in den Tiergarten gehen?«
Nasti schüttelte den Kopf und sagte: »Ein anderes Mal vielleicht«, nahm das Wasserglas und lief die Treppe zum Dachboden hinauf. Bevor sie im Dachboden verschwand, beugte sie sich übers Stiegengeländer und winkte der Mama zu.
Nasti dachte, sie hätte die Mama nun beruhigt und die Vertrauensbasis wiederhergestellt. Aber das stimmte leider gar nicht. Nastis Mama war noch viel beunruhigter als vor dem ernsten Gespräch mit ihrer Tochter. Vorher, da hatte sie bloß vermutet, Nasti habe einen neuen Freund oder eine Freundin, mit der sie die

Nachmittage verbrachte. Und der Freund oder die Freundin gehöre zu der Sorte Kinder, die man »kein Umgang für dich« nennt. Sie hatte gemeint, aus diesem Grund verschweige Nasti den Freund oder die Freundin und schwindle von Tina und Partys und Kakteengeschenken. Das hatte die Mama verärgert, aber es war ihr nicht tragisch erschienen. Eine Tochter aber, die nicht mehr mit anderen Kindern spielt, die sich mit der Freundin verfeindet, zu keiner Party geht, sondern mutterseelenallein des Nachmittags mit einem Kaktus auf dem Dachboden hockt, das schien der Mama ein tragischer Fall. Je länger sie darüber nachdachte, umso gewisser wurde ihr, dass Nasti – ihre geliebte Nasti – in einer seelischen Krise stecken musste!

Es war wirklich weder Neugier noch Bösartigkeit, die Nastis Mama die Dachbodenstiege hinaufschleichen ließ. Es war Mitleid! Vielleicht sitzt sie oben und weint, dachte die Mama. Vielleicht tut es ihr gut, wenn ich sie tröste und sie in den Tiergarten führe. Sie mag doch die Löwenbabys so sehr.

Vor der Dachbodentür hielt die Mama an. Sie wollte sich einen Satz zurechtlegen, mit dem sie das Gespräch anfangen konnte. Unglückliche, seelisch gestörte Kinder anzureden ist ja nicht so einfach. Da muss man behutsam vorgehen!

Wie die Mama nun da so stand und sich einen Satz zurechtlegte, hörte sie Nastis Stimme. Nasti sagte: »Wirklich, Rosa! Es ist eine bodenlose Gemeinheit!

Zuerst war der Englischlehrer zwei Wochen auf Schikurs, und wenn er da ist, lernen wir auch nichts, und dann kommt die Schularbeit und dann teilt er die Fünfer nur so aus! Ich hab bloß deswegen einen Einser, weil ich schon dreimal im Urlaub in England war! Aber die anderen können doch nichts dafür, dass sie noch nicht in England waren!«

Nastis Mama vergaß augenblicklich alle schön zurechtgelegten freundlichen Sätze.

Sie hat also schon wieder gelogen, dachte sie. Sie ist gar nicht allein auf dem Dach! Jemand ist bei ihr! Eine Rosa ist bei ihr!

Dann hörte die Mama wieder Nastis Stimme: »Und in der Turnstunde ist der ekelhafte Kerl noch mieser! Dauernd verlangt er von der Tina, dass sie aufs Tau klettert! Und dabei weiß er doch, dass sie das nicht kann. Und wenn die Tina dann schnaufend am Strick hängt, dann ruft er: ›Hopp, hopp, Schweinchen Dick!‹ Und dann lachen alle in der Klasse!«

Die Mama machte die Dachbodentür einen winzigen Spalt breit auf. Sie wollte sich diese Rosa erst einmal ansehen. Vielleicht kam sie dahinter, warum Nasti diese Rosa so beharrlich verschwieg. Die Mama konnte durch den Spalt zum Samtsofa hinsehen. Sie sah Nasti im Türkensitz auf dem Sofa sitzen, sie sah sogar den Kugelkaktus vor dem Sofa stehen und auch ihren alten, roten Wecker sah sie – aber eine Rosa sah sie nicht.

Nasti sagte jetzt: »Das ärgert mich ja am meisten, dass dann alle lachen. Sicher, es schaut schon komisch aus, wenn die dicke Tina da hängt und das Seil baumelt ihr wie ein Schwanz zwischen den fetten Beinen durch. Aber deswegen müssten sie ja nicht lachen. Wir müssten doch zusammenhalten, oder?«

Und dann sagte eine tiefe, sanfte Stimme: »Ihr seid ja erst ein halbes Jahr in der neuen Schule. Das kommt schon noch, das Zusammenhalten, wenn ihr euch besser kennt!«

Das war eindeutig keine Kinderstimme, entschied die Mama. Das war eindeutig eine uralte Frauenstimme! Aber wo war die uralte Frau? Die Stimme kam garantiert auch vom alten Samtsofa her!

Die Mama kniff die Augen zusammen, um besser sehen zu können, denn auf dem Dachboden war es ziemlich düster. Und da sah sie über dem Sofa, an der hinteren Sofaecke, Nastis giftgrüne Strickerei. Die hing dort in der Luft und strickte emsig vor sich hin. Und die sanfte, uralte Frauenstimme kam wieder: »Wie war's denn in Mathe?«

»Nichts Besonderes«, sagte Nasti, »nur der Hannes hat wieder einen Fünfer bekommen, aber der kriegt ja jede Stunde einen Fünfer. Dabei kann er vor der Stunde fast immer alles. Er ist nur so aufgeregt, weil er so viel Angst hat!«

»Vor wem hat er Angst?«, fragte die sanfte Stimme.

Die Mama spürte, wie eine eiskalte Gänsehaut lang-

sam von den Fersen her über die Beine und den Hintern zu ihrem Hals hinaufkroch.
»Der Hannes hat böse Eltern«, sagte Nasti.
Die Mama sah, wie plötzlich die giftgrüne Strickerei auf Nasti zuschwebte, vor Nasti stillstand und sanft hin- und herschaukelte. Die sanfte Stimme fragte: »Soll ich jetzt mit den Armlöchern beginnen?«
»Ich glaub schon! Drei, zwei und dreimal eins musst du abnehmen, Rosa«, sagte Nasti und der Strickfleck schwebte wieder in den hinteren Sofawinkel zurück.
»Rosa, liebe Rosa«, sagte Nasti bittend, »könntest du nicht dem Hannes auch ein bisschen von seiner Angst nehmen? Ich meine, wenn du …«
Nasti konnte nicht weiterreden, denn die sanfte Stimme unterbrach sie: »Nein! Die Rosa Riedl bleibt im Haus! Die Rosa Riedl hat alte Plattfüße, und wenn sie außer Haus geht, dann trampeln ihr die Leut drauf herum!«
»Und wenn ich dir den Hannes bringen würde, liebe Rosa?«
Wieder unterbrach die sanfte Stimme: »Nein! Die Rosa Riedl will nimmer ins Gerede kommen! Wer weiß, zu was das führt! Ich kenn den Buben nicht und du kannst dich irren! Wer weiß schon, wie der reagiert, wenn er auf ein Gespenst trifft!«
Die Mama schloss leise die Dachbodentür. Sie fühlte sich so schwach und elend, dass sie keinen einzigen Schritt tun konnte. Sie hockte sich auf die oberste Dachbodenstufe. Über eine halbe Stunde saß sie dort

und hörte Nasti weiter über die Schule reden. Über Lehrer, Schüler. Auch Schulwarte. Nasti sagte auch, es sei gar nicht so einfach, gute Noten zu haben. Man habe dabei nämlich ein schlechtes Gewissen. Manchmal wisse auch sie etwas nicht, aber bei ihr würden die Lehrer nie böse. Doch hinterher seien dann die anderen Kinder böse auf sie.
Die Mama hörte zwar, was Nasti redete, aber sie nahm es gar nicht richtig auf. Sie wartete nur auf die sanfte, tiefe Stimme, und wenn die zum Reden kam, zuckte sie zusammen.
Als dann die halbe Stunde um war, fühlte sich die Mama zum Stiegensteigen wieder stark genug. Sie wankte die achtzehn Stufen abwärts. Hätte sie sich nicht am Stiegengeländer festgehalten, wäre sie sicher gestolpert. Die Gänsehaut bis zum Hals hinauf hatte sie immer noch. Und jetzt schwitzte sie auch. Eiskalten Schweiß. Die Mama ging in die Wohnung hinein. Sie schloss die Tür und stellte sich vor den großen Vorzimmerspiegel. Sie betrachtete ihr bleiches Gesicht im Spiegel. Sie wischte sich mit der einen Hand den eiskalten Schweiß von der Stirn und mit der anderen Hand strich sie sich behutsam über die Haare und murmelte dabei: »Arme Annemarie, arme, arme Annemarie, jetzt bist du tatsächlich wahnsinnig geworden!«
(Nastis Mama heißt mit dem Vornamen Annemarie.)

11. Kapitel,

in dem Nasti zuerst Kartoffeln schält, dann sehr nervös wird und der Papa die reale Wirklichkeit stur ableugnet.

Nasti blieb an diesem Tag länger auf dem Dachboden als sonst. Schuld daran war der rote, alte Wecker. Der ging über eine Stunde nach. Als Nasti dann von der Berger-Wohnung her den Nachrichtensprecher die Achtzehn-Uhr-Nachrichten sprechen hörte, sprang sie entsetzt auf. »Ich muss noch Mathe-Aufgaben machen, Rosa«, rief sie. »Und einen Aufsatz habe ich auch bis morgen!«
»Den Aufsatz diktier ich dir heute Abend«, versprach die Rosa. Die Rosa Riedl machte gern Aufsätze. »Ich liebe Aufsätze, sie regen mich an«, pflegte die Rosa zu sagen.
»Das Thema ist aber: *Ein alter Regenschirm erzählt*«, sagte Nasti.
Die Rosa schimpfte los: »So ein saublödes Thema! Fällt der alten Schachtel nichts Besseres ein? Das ist doch lächerlich!« Letzte Woche nämlich, da hatte die Rosa Riedl bereits einen Aufsatz mit dem Titel *Ein altes Auto erzählt* für Nasti geschrieben. Und vorletzte Woche hatte sie einen Aufsatz geschrieben, der hieß: *Ein alter Hut erzählt*.
»Sag der Ziege doch, dass sie endlich einmal was anderes aufgeben soll«, rief die Rosa Riedl.
Nasti lachte. »Du stellst dir das aber einfach vor! Hät-

test du dich seinerzeit so etwas getraut?« Die Rosa Riedl gab zu, dass sie sich – seinerzeit – so etwas auch nicht getraut hätte.
»Aber bis um acht Uhr, da wird mir schon etwas einfallen«, versprach sie. »Ich glaub, ich nehm den Regenschirm vom alten Dostal, der dem Regenschirm vom alten Hausherrn so ähnlich geschaut hat! Nur dass der vom alten Dostal ein Loch gehabt hat. Und im Kaffeehaus dann, da haben sie ihre Schirme vertauscht, und der Hausherr hat geglaubt, der Dostal hat es absichtlich getan. Und dann ist es zum Prozess gekommen und alle Hausparteien haben als Zeugen aussagen müssen!«
Die Rosa Riedl sah Nasti freudig erregt an. Man merkte, sie schrieb schon im Hirn an der Geschichte.
Nasti seufzte. »Dann wird sie aber sagen, das ist übertrieben! Sie hat nämlich was gegen Übertreibungen!«
Die Rosa Riedl schnaubte empört. »Genau so war es aber! Da ist gar nichts übertrieben!«
»Sie wird es trotzdem sagen!« Nasti hatte schon mit dem letzten und dem vorletzten Aufsatz der Rosa Riedl Schwierigkeiten in der Schule gehabt. Bei *Ein altes Auto erzählt* hatte ihr die Rosa unter anderem diktiert: … *und dann schrie mein Besitzer: Verdammter, verreckter Mist! Der alte Hundearsch springt schon wieder nicht an!*
Und beim »alten Hut« hatte die Rosa diktiert: *Einmal war ich ein wunderschöner Filzstumpen. Ganz rosarot und weich. Doch dann bogen sie mich hinten hinauf und vorne herunter und oben depschten sie mir eine*

Beule ein und rundherum behängten sie mich mit schwarzen Nelken aus Filz und dann kaufte mich eine dicke Frau mit einer Stängelwarze am Kinn …

Nasti hatte gegen den »Mist«, »verdammt« und vor allem gegen »Hundearsch« protestiert, weil sie wusste, dass die Deutschlehrerin solche Ausdrücke nicht mochte. Und gegen die Schilderung des Hutes war sie auch gewesen, weil die Deutschlehrerin einen Hut besaß, der dem von der Rosa geschilderten ziemlich ähnlich sah. Und eine Stielwarze hatte die Deutschlehrerin auch; allerdings war die ihre auf der linken Wange. Die Rosa Riedl hatte sich aber in allen Fällen auf die Wahrheit und die Wirklichkeit berufen. »So war's«, hatte sie gesagt, »so und nicht anders! Ich hab doch den Mann mit dem Auto brüllen gehört, und die Hausfrau mit der Stängelwarze und dem Hut, die hab ich doch oft genug anschauen müssen!« Wenn etwas wirklich und wahr sei, hatte die Rosa Riedl behauptet, dann könne man es auch hinschreiben. So viel Zivilcourage müsse man schon haben. Und im Übrigen – hatte sie gesagt – habe Nasti ja ohnehin lauter Einser. Die Einser-Kinder könnten sich ein bisschen Zivilcourage doch leisten.

Nasti fand zwar, dass zweimal Zivilcourage für die Deutschlehrerin völlig ausreichte, aber sie wollte das jetzt mit der Rosa nicht ausdiskutieren. Es war ja ohnehin Freitag. Da gingen der Papa und die Mama am Abend fort. Da konnte sie mit der Rosa am Abend laut und ausführlich darüber reden.

Nasti sagte bloß: »Dann bis acht Uhr, Rosa!«
»Jawohl, mein Schatz«, murmelte die Rosa. Nasti ging vom Dachboden hinunter.
Der Papa war schon daheim. Er stand in der Küche und schälte Erdäpfel. »Komm, Nasti, hilf mir«, sagte er. »Die Mama fühlt sich nicht wohl!«
Nasti kam in die Küche und nahm einen Erdapfel und begann zu schälen. Sie fragte, was die Mama denn habe: Kopfweh oder Halsweh oder Bauchweh. Der Papa gab ihr ausweichende Antworten. So genau, sagte er, könne er das nicht sagen. Müde sei die Mama halt. Aber vielleicht gehe es ihr in einer oder zwei Stunden schon wieder viel besser.
Der Papa hatte nicht die Absicht, Nasti die Wahrheit zu sagen. Die Wahrheit war: Der Papa war nach Hause gekommen und hatte die Mama im Schlafzimmer gefunden. Sie war auf dem Bett gelegen, hatte die Augen geschlossen gehabt und sich nicht gerührt. Als der Papa ans Bett getreten war, hatte sie gefragt: »Berti, gibt es Gespenster?«
»Nein!« Der Papa hatte gelacht.
Da hatte sich die Mama ein bisschen aufgerichtet und geflüstert: »Dann bin ich wahnsinnig! Es tut mir Leid, Berti, ich kann wirklich nichts dafür!« Und dann war sie wieder aufs Bett zurückgesunken und hatte sich nicht mehr gerührt.
Der Papa hatte sich auf den Bettrand gehockt und die Mama gestreichelt. Nach ein paar Minuten Streicheln

hatte die Mama losgeschluchzt: dass sie anscheinend total die Nerven verloren habe, dass sie völlig übergeschnappt und durchgedreht sei und – um Himmels willen – im Moment keinen Menschen sehen mag.
Der Papa hatte das Schlafzimmer verlassen, war in die Küche gegangen und hatte zum Erdäpfelschälen angefangen. Und stand nun da und schälte noch immer Erdäpfel und mogelte seiner Tochter etwas von einer »müden Mama« vor.
»Bleibt ihr am Ende heute zu Hause?«, fragte Nasti besorgt. Der Papa zuckte bloß mit den Schultern. Nasti wollte ins Schlafzimmer, um nach der »müden Mama« zu schauen, aber der Papa war dagegen. »Wir machen jetzt Pommes frites«, sagte er, »und braten uns ein Steak und essen und dann erst schaue ich nach der Mama!«
»Aber wenn sie Hunger hat …«, meinte Nasti.
»Sie ist müde …«, sagte der Papa.
»Müde Menschen können doch auch hungrig sein!«
»Nein«, rief der Papa. »Sie schläft!«
Nasti schnitt die Erdäpfel zu Streifen und machte das Backfett heiß und dachte: Der Papa ist heute sehr sonderbar. Ängstlich schaute sie alle paar Minuten auf die Küchenuhr. Es wurde immer später! Sie musste endlich wissen, ob die Eltern nun fortgingen oder daheim blieben. Die Rosa war es gewohnt, an elternlosen Abenden einfach an der Tür zu klingeln. Das war ihr wesentlich lieber, als vom Gang her durch das offene Abstellkammerlfenster in die Wohnung einzusteigen.

Die Pommes frites waren fertig gebacken, die Steaks waren gebraten, es war bereits halb acht. Nasti und der Papa setzten sich zum Tisch.
»Du, Papa«, sagte Nasti, »jetzt musst du aber doch die Mama fragen, ob sie noch ins Theater will, sonst wird es zu spät!«
Der Papa zögerte. »Ich weiß nicht ...«, sagte er.
»Wenn du nicht fragst, dann frage ich!«, sagte Nasti.
»Jetzt iss erst einmal!«, sagte der Papa.
Und da kam die Mama. Sie ging, als ob sie von einer langen, schweren Krankheit noch nicht völlig genesen sei. Ihre Haare waren wirr durcheinander geraten, sie hatte kein bisschen Make-up mehr im Gesicht und sie stützte sich beim Gehen an den Wänden ab.
Nasti sah sofort, dass die »müde Mama« heute garantiert nicht mehr weggehen würde.
Die Mama wankte in die Küche und ließ sich auf einen Küchensessel plumpsen.
»Nun, Schatz, geht es wieder besser?«, fragte der Papa besorgt.
Die Mama sagte leise: »Danke, es geht schon wieder«, aber das klang nicht sehr überzeugend.
»Soll ich dir ein Steak braten?«, fragte der Papa.
»Ein Steak?«, murmelte die Mama. »Ein Steak?« Man hätte meinen können, sie habe dieses Wort noch nie in ihrem Leben gehört. Dabei waren Steaks ihre Lieblingsspeise.
»Oder willst du vielleicht ins Bett zurück?« Der Papa

fand, eine derart verwirrte und verstörte Mama sei kein Anblick für seine Tochter.
»Nein, nein«, murmelte die Mama, »ich bleibe bei euch. Ich will nicht allein sein. Ich habe Angst.«
Der Papa versuchte so zu tun, als habe er das gar nicht gehört. Er fragte Nasti nach der Schule, nach Tina, nach Tommi und nach Michel. Nasti erzählte von ihrem einzigen Englischeinser. Das konnte sie gut; das tat sie ja heute schon zum dritten Mal. Während sie erzählte, suchte sie fieberhaft nach einer Ausrede, um auf den Dachboden hinaufzukönnen. »Ich werde der Frau Berger ein Stück Apfelstrudel hinübertragen«, wäre eine Möglichkeit gewesen. Aber leider war kein Apfelstrudel im Haus. Was könnte man denn der Frau Berger noch hinübertragen? Eine Flasche Bier? Einen Dosenöffner? Eine Büchse Ananasscheiben? Den Zettel mit den Sonderangeboten vom Supermarkt? Eine Zeitung? Das Fernsehprogramm! Das war glaubwürdig! Die Frau Berger verlegte wirklich oft ihr Fernsehprogramm und kam dann herüber und borgte sich eines aus. Nasti beendete ihre Englischeinser-Erzählung mit dem Satz: »… und schließlich können die anderen ja nichts dafür, dass sie nicht schon dreimal in England waren …«, dann stand sie auf und trug den Stapel mit dem schmutzigen Geschirr zur Abwasch und rief: »Ach ja! Bald hätt ich's vergessen! Ich soll ja der Frau Berger das Fernsehprogramm hinüberbringen! Das hab ich ihr versprochen!«

»Eines liegt unter der Sitzbank«, sagte der Papa.
Nasti lief ins Wohnzimmer, kniete vor der Sitzbank nieder und angelte nach dem Fernsehprogramm und zog es unter der Bank hervor. Und in dem Moment klingelte es an der Wohnungstür. Kurz-kurz-lang-lang. Eindeutig Rosa Riedl!
Nasti hatte keine Chance, als Erste bei der Wohnungstür zu sein. Der Papa hatte den kürzeren Weg. Mit drei Schritten war er bei der Tür. Er machte die Tür auf und schaute erstaunt in den völlig leeren Gang hinaus.
»Hallo – ist da wer?«, rief er. »Was soll denn das?« Er trat auf den Gang hinaus und schaute die Stiege hinunter und horchte, aber da waren auch keine Schritte. Er kam in die Wohnung zurück, schloss die Tür und sagte kopfschüttelnd: »Na so was! Keiner da und die Klingel klingelt!«
Die Mama sprang vom Küchensessel hoch. Sie hatte kugelrund verschreckte Augen und zitterte am ganzen Körper. »Gehen wir ins Theater, Berti!«, rief sie.
»Dazu ist es doch zu spät, Schatz!«
»Dann kommen wir eben erst zum zweiten Akt!«
»Bis du umgezogen und frisiert bist, ist auch der zweite Akt vorüber!«, sagte der Papa.
»Dann gehen wir ins Kaffeehaus oder in eine Bar oder spazieren oder sonst wohin!« Die Stimme der Mama war schrill. »Ich bleibe nicht in einem Haus, wo es klingelt und keiner vor der Tür steht! Das halten meine Nerven nicht aus!«

»Aber, Annemarie!« sagte der Papa. »Die Klingel wird kaputt sein. Ein Wackelkontakt oder so was Ähnliches.«
»Wackelkontakt, dass ich nicht lache!«, kreischte die Mama. »Das war kein Wackelkontakt. Nie im Leben war das ein Wackelkontakt! Da hat wer geklingelt!«
»Und wer, bitte, hat da geklingelt?«, fragte der Papa.
Zuerst sah es so aus, als ob die Mama sagen wollte, wer da geklingelt hatte, doch dann murmelte sie bloß: »Berti, vergiss es! Sicher war es ein Wackel-irgendwas-Kontakt.«
Nasti lehnte in der offenen Wohnungstür. Warm und weich wie einen Riesenluftballon fühlte sie die Rosa Riedl neben sich. Nasti tastete nach der Hand der Rosa, fand sie und hielt sie fest. Sie hörte die Rosa Riedl leise, aber doch sehr deutlich sagen: »Himmel, die Frau führt sich vielleicht auf!«
Der Papa hatte die leise Stimme ebenfalls gehört. Doch er ließ sich bloß einen Augenblick von der leisen Stimme verwirren, dann beschloss er, seinen eigenen Gedanken gehört zu haben. Und gleichzeitig beschloss er, die Mama ins Kaffeehaus zu führen. Auf einen Mokka und eine Kremschnitte. Die Frau musste auf andere Gedanken kommen! Sonst schnappte sie komplett über! Vielleicht erzählte sie ihm im Kaffeehaus, wenn Nasti nicht dabei war, worüber sie so aus der Fassung geraten war.
Der Papa holte von der Vorzimmertür die Jacke der

Mama und hielt sie ihr hin. »Komm, Schatz, wir gehen ins Kaffeehaus!«
Die Mama war bereits mit einem Arm im Jackenärmel, da sagte sie plötzlich: »Ich kann Nasti nicht allein lassen!«
»Wir gehen doch jeden Freitag weg, Schatz!«, sagte der Papa. »Nasti fürchtet sich längst nicht mehr!«
»Es ist aber unverzeihlich«, murmelte die Mama. Doch sie ließ sich vom Papa in die Jacke stopfen. Wie eine alte Gliederpuppe stand sie da und wartete, bis er die Jacke zuknöpfte und die Ärmel zurechtzog und sie dann zur Tür hinschob.
Bei der Tür hörte der Papa wieder seine eigenen Gedanken. Sie sagten sanft, tief und leicht vergrämt: »Was macht sie bloß so ein Affentheater?« Dann hörte er Nasti sagen: »Sei doch still!« Weil der Papa nicht annahm, dass auch Nasti seine Gedanken hören konnte, dachte er: Jetzt rede ich schon, wenn ich nur denken will! Aber das ist ja kein Wunder! Die Frau macht mich noch total verrückt!
Nasti und die Rosa warteten, bis die Schritte vom Papa und der Mama nicht mehr zu hören waren.
»Deine Mama übertreibt«, sagte die Rosa, »bloß weil eine Klingel klingelt, braucht sie sich nicht so aufzuführen!«
»Sie war schon vorher seltsam!«, sagte Nasti.
Die Rosa seufzte sehr tief: »Dann, Madl, dann ist sie uns dahinter gekommen!«

»Was sollen wir machen?« Nasti steckte zwei Finger in den Mund und biss an den Fingernägeln.
»Vor allem hör mit dem Nägelbeißen auf«, verlangte die Rosa. »Nägelbeißen macht mich nervös!«
Nasti nahm gehorsam die Finger aus dem Mund und folgte der Rosa ins Kinderzimmer. Die Rosa erklärte: »Jetzt machst du einmal deine Rechnungen und ich setze dir den Aufsatz auf, und wenn du die Rechnungen fertig hast, dann diktiere ich dir den Aufsatz, und hinterher besprechen wir, was wir mit deiner Mama anfangen, ja?«
Nasti war einverstanden. Sie setzte sich zum Schreibtisch und errechnete, wie viele Maurer eine Mauer in acht Stunden erbauen, wenn neun Maurer zu eben dieser Mauer vierzehn Stunden und dreiundzwanzig Minuten brauchen.
Nasti gegenüber, auf der anderen Schreibtischseite, lag ein großer linierter Notizblock, und ein grüner Bleistift malte spitze, schräge Kurrentbuchstaben darauf.
»Aber wirklich nur zwei Seiten lang«, sagte Nasti zum grünen Bleistift gegenüber. »Übertreib bitte nicht wieder! Ich mag keinen langen Aufsatz schreiben!«
Die Rosa Riedl hielt sich natürlich wieder nicht an die ausgemachten zwei Seiten. Nasti musste sich von ihr acht eng beschriebene Seiten diktieren lassen, bis endlich der alte Regenschirm – der mit dem Loch – im Keller zwischen Briketts und Marmeladegläsern sein aufregendes Leben beendet hatte.

Dann setzte sich die Rosa in den Schaukelstuhl, schaukelte vor sich hin und meinte: »Also, Nasti, ich hab mir das überlegt. Das Beste wird sein, ich bleibe heute Nacht hier unten, für den Fall, dass deine Mama wieder hysterisch wird!«

»Sag nicht hysterisch«, rief Nasti, »das klingt hässlich. Die Mama hat eben Angst. Du hast selber gesagt, dass erwachsene Leute ein Gespenst schwer verkraften können. Aber was verstehst denn du schon von Angst?«

»Madl«, sagte die Rosa Riedl, »Madl, ich hab auch Angst, große Angst sogar!«

»Ja, früher vielleicht, wie du noch gelebt hast«, rief Nasti. »Aber jetzt doch nimmer!«

»Früher überhaupt«, sagte die Rosa, »das waren ja auch Zeiten zum Angstkriegen. Aber ich fürchte mich auch jetzt noch!«

Das war nicht gelogen. Die Rosa Riedl litt an einer Spezialangst. Seit sie unter dem Schutthaufen des Wokurka-Hauses verschüttet gelegen war, fürchtete sich die Rosa vor dem Eingesperrtsein, vor Kaminen, Schränken, engen Fluren und winzigen Kammern. Nie betrat sie freiwillig Klos oder Kellerabteile. Und wenn sie durchs Abstellkammerlfenster zu Nasti musste, dann zitterte sie am ganzen Leib.

Mit einem Schrank hatte sie vor ein paar Monaten auch ein fürchterliches Erlebnis gehabt: Da war sie in die Dostal-Wohnung eingeschlichen, um fernzusehen. Aber das Programm hatte ihr nicht gefallen. Und da hatte sie – um die Dostal zu ärgern – den großen Vorzimmerschrank aufgemacht und ein bisschen in der Unterwäsche der Dostal herumgerührt. Die Dostal hielt auf Ordnung. Nichts ärgerte sie mehr als Unordnung im Kleiderschrank. Und ganz erregt konnte sie werden, wenn sie sich nicht erklären konnte, wieso schon wieder solche Unordnung unter den Büstenhaltern und Unterhosen und Nachthemden herrschte. Dann jammerte sie: »Heuland der Wölt, üch hab doch erst gestern aufgeräumt!«

Wie die Rosa an diesem langweiligen Fernsehabend beim offenen Schrank stand und die Büstenhalter unter die Wintersocken mischte und die Unterhemden zwischen die Blusen pferchte und die Unterhosen auf die Taschentücher stapelte, da kam die Dostal ins Vorzimmer und sah die offene Schranktür.

»Die Tür göht von sölber auf«, sprach sie zu sich und drückte die Tür zu. Dabei verspürte sie einen heftigen Widerstand. »Und sie klömmt! Das Scharnür dürfte hinig sein!«

Die Dostal drückte mit aller Kraft gegen die Tür. Die Dostal war eine ziemlich kräftige Person. Sie schaffte es. Die Tür ging zu und die Rosa Riedl war im Schrank drinnen.

Im Schrank war gar nicht wenig Platz. Die Rosa hätte es sich dort gemütlich machen können. Sie hätte auf drei Stapeln Angorawesten ein Nickerchen halten und friedlich darauf warten können, dass die Dostal den

Schrank wieder aufmacht. Spätestens vor dem Schlafengehen, wenn sie sich ihr Nacht-Taschentuch holte, hätte das geschehen müssen. Doch die Rosa bekam ihre panische Angst. Sie schlug mit beiden Fäusten gegen die Tür und stöhnte laut. Und die Dostal, vor dem Schrank, rief: »Heuland der Wölt! Das Holz arbeitet! Der Schrank gerät mür aus den Fugen!« Weil der Schrank wirklich etwas aus den Fugen geraten war und die Rosa sehr stark gegen die Tür hämmerte und das Türschloss auch schon ziemlich alt und kaputt war, ging der Schrank schließlich auf und die Rosa konnte heraus.

»So eine Angst wie meine Angst damals«, sagte die Rosa zu Nasti, »so eine Angst hast du sicher in deinem ganzen Leben noch nicht gehabt!«

Nasti wollte erwidern, dass sie früher – vor ihrer Freundschaft mit der Rosa – aus lauter Angst vor Hunden, leeren Wohnungen und Dachböden fast auch gestorben wäre, aber da hörte sie Schritte im Vorzimmer. Der Papa und die Mama waren zurückgekommen. Und gleich darauf stand der Papa in der Tür zum Kinderzimmer. Er schaute ziemlich erschöpft aus.

»Geht es der Mama wieder besser?«, fragte Nasti.

Der Papa schaute bekümmert. »Morgen gehe ich mit ihr zu einem Arzt«, sagte er leise. »Weißt du, sie hat nervöse Störungen, das ist aber nicht schlimm, das kann passieren, das kann man heutzutage auch schon heilen, da musst du dir ...« Der Papa hörte zu reden

auf. Er starrte zu Nastis Schaukelstuhl hin. Der Schaukelstuhl schaukelte. Ziemlich heftig sogar. Von einem Luftzug konnte das nicht kommen. Und angestoßen konnte ihn auch niemand haben.
»Nasti«, flüsterte der Papa und streckte die Hand aus und zeigte auf den Schaukelstuhl. »Nasti, wie machst du denn das?«
»Ich mach doch gar nichts«, sagte Nasti. Sie schaute den Papa treuherzig an. Und der Schaukelstuhl hörte augenblicklich zu schaukeln auf. »Wovon redest du denn?«, fragte Nasti.
»Der Schaukelstuhl«, stammelte der Papa, »der Schaukelstuhl ...«
»Was ist mit ihm?«, wollte Nasti wissen.
»Ach, gar nichts«, sagte der Papa. Dann sagte er noch: »Gute Nacht, mein Kind, geh ins Bett, es ist schon spät«, und dann ging er aus dem Zimmer. Nasti hörte ihn draußen im Vorzimmer sich selber zumurmeln: »Für alles gibt es eine vernünftige Erklärung, für alles gibt es eine vernünftige Erklärung! Man muss sie nur finden!«

12. Kapitel,

in dem der Papa durch alten Käse und ein Bröckelchen Kaiserschmarrn zu einer freieren Sicht von Welt gelangt.

In dieser Nacht schlief Nasti schlecht. Etliche Male erwachte sie. Nicht nur, dass aus dem Schlafzimmer der Eltern die laute, schrille Stimme der Mama und die leise, vergrämte Stimme des Papas in ihr Zimmer drang; die Rosa Riedl – im Schaukelstuhl – schnarchte auf eine quälende Art: Einmal war es, als ob da einer dicke Bretter durchsägte, dann wieder war es, als ob eine alte Lokomotive ihre allerletzte Fahrt durchstünde, und manchmal gluckerte die Rosa bloß wie ein halb verstopfter Badewannenabfluss.

Hätte Nasti nicht eindeutig gewusst, dass es ihr Schutzgespenst war, das da so sägte und schnaufte und gluckste, sie hätte sicher eine Höllenangst bekommen. Weil sie es wusste, hatte sie keine Angst und nahm – sooft sie vom Schnarchen erwachte – den gläsernen Briefbeschwerer vom Nachtkastel und klopfte mit dem ein paar Mal gegen die Bettkante. Da war dann die Rosa Riedl für etliche Zeit still.

Gegen den Morgen hin hörte die Rosa Riedl überhaupt zu schnarchen auf, und da auch die Eltern nicht mehr laut redeten, konnte Nasti ruhig und friedlich schlafen. Sie schlief sogar so ruhig und so friedlich, dass sie nicht um halb sieben munter wurde, sondern erst um sieben

Uhr. (Und dies auch nur deswegen, weil auf der Straße, vor ihrem Fenster, Autos laut hupten. Die wollten ein in zweiter Spur geparktes Lastauto weghupen.)

»Rosa, schläfst du noch?«, fragte Nasti zum Schaukelstuhl hin, während sie aus dem Bett stieg. Sie bekam keine Antwort. Sie lief zum Schaukelstuhl und streckte die Hand aus und fühlte nichts als kalte, dünne Luft.

Nasti sparte das Zähneputzen, das Halswaschen und das Ohrenausputzen ein, frisierte sich in doppeltem Tempo, zog das Zeug an, das sie am Abend ausgezogen hatte, und staunte, dass sie nun genau fünf Minuten früher als sonst fertig war. Wenn man die übliche Dachboden-Morgen-Visite dazurechnete, hatte sie bis zum Schule-Gehen noch fünfzehn Minuten Zeit.

In der Küche war nur der Papa. Er hockte am Boden und fluchte und wischte mit einem Lappen herum. Er hatte zu viel Wasser in den Kaffeefilter geschüttet und der Kaffee tropfte aus der Kaffeekanne über die Kredenz auf den Boden.

Nasti stieg über den Papa drüber, nahm den Filter von der Kanne und stellte ihn in die Abwasch. »Sonst wischst du ja ewig weiter«, belehrte sie den Papa. Der Papa murmelte, dass er halt kein Morgenmensch sei. Am Abend könne er den besten Kaffee der Welt brauen, aber am Morgen sei er nicht einmal imstande, Wasser weich zu kochen.

Nasti vermied jede Frage nach der Mama. Sie suchte nach Nahrung, die für ein Frühstück geeignet war.

(Seit der Freundschaft mit der Rosa hatte sie jeden Morgen enormen Hunger.) Aber nirgendwo war ein Stück halbwegs frisches Brot. Und Milch war auch keine da. Und die Teedose war bis auf ein paar ameisenkindergroße Krümel leer.

Nasti holte eine Colaflasche aus dem Eiskasten. Sie füllte ein Krügelglas mit Cola und setzte sich zum Küchentisch und trank eiskalte Cola. Der Papa kam mit der randvollen Kaffeekanne zum Tisch. Weil die Kanne so voll war und der Papa nicht schon wieder Kaffee verschütten wollte, starrte er beim Gehen konzentriert auf die Kaffeekanne. Deshalb sah er den Mistkübel nicht, der mitten in der Küche stand. (Nasti hatte ihn dorthin gestellt, weil sie ihn ausleeren wollte. Ausleeren von Mistkübeln und Papierkörben gehörte zu ihrer Haushalts-Hilfsarbeit.) Der Papa stolperte über den Mistkübel. Der Mistkübel kippte um und fünfzehn Kubikdezimeter allergrauslichster Abfall entleerten sich auf den Küchenboden. Vor Schreck ließ der Papa die Kaffeekanne fallen. Ein Kubikdezimeter heißer Kaffee ergoss sich teils auf den Boden, teils auf den Abfall und teils auf die hellgrauen Hosenbeine vom Papa.

Der Papa – mitten im Mist und in den Scherben – sah so komisch aus, dass Nasti lachen musste. Das machte den Papa wütend; er war eben kein gutmütiger Mensch.

»Lach nicht so blöd!«, rief der Papa. »Hilf mir lieber! Zuerst stellst du mir den Mistkübel in den Weg und dann lachst du noch saudumm!«

Nasti konnte aber einfach nicht zu lachen aufhören und da wurde der Papa noch wütender. Er stürzte auf Nasti zu. Ob er ihr eine Ohrfeige geben wollte oder ob er sie bloß aus allernächster Nähe anschreien wollte, ließ sich hinterher nicht mehr feststellen.
Der Papa trat mit dem rechten Fuß auf ein Stück weichen, verschimmelten Butterkäse und mit dem linken Fuß auf einen Brocken Kaiserschmarrn. Kaiserschmarrn und Butterkäse blieben an den Schuhsohlen haften und machten sie enorm rutschig. Der Papa glitt aus. Er fiel nicht richtig hin, weil er sich noch mit einer Hand an der Tischkante festhalten konnte, aber mit einem Knie musste er doch zu Boden gehen. Und weil auch der Tisch zu wackeln anfing, so fiel Nastis Colakrügel um und die Cola floss über das Sakko vom Papa. Der Papa brüllte vor Wut und auch vor Ekel, als ob ihn ein Dutzend Wespen gestochen hätte. Er klopfte und schlug um sich herum, als ob ihn ein zweites Dutzend Wespen arg bedrohte. Er schlug nach den Eierschalenstücken, den Erdäpfelschalen, den Reiskörnern und dem Staub, der überall auf seinem Anzug klebte. »Du bist schuld!«, brüllte er zu Nasti hin. »Schau dir das an! Und mein anderer Anzug ist in der Putzerei! Und ich muss zu der verdammten Halbinternats-Eröffnung! Da kann ich nicht im karierten Sakko hingehen! Und alles wegen dir!«
Nasti versuchte, den Papa mit großen Fetzen der Küchenrolle sauber zu putzen, was eine vergebliche

Mühe war. Nasti wischte trotzdem weiter. Sie dachte: Vielleicht beruhigt er sich ein bisschen. Wischen ist ja fast wie Streicheln!
Der Papa beruhigte sich keineswegs. Er brüllte: »So hör schon auf! Das kriegt niemand mehr sauber! Wisch doch nicht so vertrottelt an mir herum!«
Da ließ Nasti den Papierfetzen sinken. Der Papa holte tief Luft zum Weiterschimpfen. Es war einen winzigen Augenblick ganz still in der Küche und dann sagte eine sanfte, tiefe Stimme: »Jetzt hören Sie aber langsam mit der Schreierei auf, junger Mann! Nasti kann doch nichts dafür, dass Sie einen riesengroßen Mistkübel übersehen! – Schauen Sie nicht so dumm, junger Mann! Ich bin die Rosa Riedl! Seit meinem Tod leider unsichtbar! Und jetzt ziehen Sie einmal den Anzug aus. – Und du, Nasti, du bring mir einen Bartwisch und eine Schaufel!«
Nasti rannte ins Besenkammerl um den Bartwisch und die Schaufel und legte sie zum riesigen Misthaufen in der Küche. Dann holte sie sich einen Lappen und wischte die verschüttete Cola vom Tisch.
Der Papa stand stocksteif, kerzengerade und eingefroren, als ob ein eiskalter Blitz in ihn eingeschlagen hätte. Zu seinen Füßen kratzte der Bartwisch emsig Abfall auf die Schaufel. Die Schaufel sprang zum Mistkübel hinauf, schüttelte sich leer, wanderte wieder zum Besen und ließ sich voll laden.
»Na, wird's bald, junger Mann«, rief die tiefe Stimme

und war nicht mehr sehr sanft. »Ausziehen, hab ich gesagt! Haben Sie Kleister in den Ohrwascheln?«
Der Abfall war jetzt wieder im Mistkübel drinnen. Und die Glasscherben auch. Das Türl unter der Abwasch ging auf, der Ausreibfetzen schwebte heraus und zum Wasserhahn hinauf, das Wasser fing zu rinnen an, der Fetzen wurde klatschnass und drehte sich auf eine dicke Wurst zusammen. Der Papa stand noch immer wie vom Blitz getroffen.
Nasti lehnte beim Küchenfenster, hatte zwei Finger im Mund und biss an den Fingernägeln. Sie hatte Angst, der Papa könnte es der Mama nachmachen, sich für wahnsinnig erklären und zu Bett gehen.
Der nasse Fetzen lag jetzt auf dem Boden und bewegte sich hurtig hin und her. Die tiefe Stimme rief: »So ziehen Sie wenigstens Ihre verdammten Latschen aus! Der Käse und der Kaiserschmarrn picken ja noch dran! Wenn Sie nur einen Schritt tun, wird wieder alles eingedreckt! Oder brauchen Sie einen Kammerdiener, junger Mann?«
Da endlich bewegte sich der Papa. Er schlüpfte aus den Schuhen, und kaum war er aus den Schuhen draußen, schwebten sie zur Abwasch, drehten sich so, dass die Sohlen nach oben schauten. Ein Messer kam geflogen, kratzte Kaiserschmarrn und Käse weg, der Schwamm hopste herbei und wischte über die Sohlen und die tiefe Stimme sagte: »So, das hätten wir!«

Langsam wie ein Schlafwandler zog der Papa das Sakko aus, dann öffnete er – noch langsamer – die Gürtelschnalle und zog den Gürtel aus den Laschen.
»Ich habe gedacht, Sie haben es eilig«, keppelte die Rosa Riedl. »Warum tummeln Sie sich dann nicht? Oder genieren Sie sich vor mir? Brauchen Sie nicht! Ich bin seit hundertfünf Jahren auf der Welt. Ich hab schon diverse Herren in den verschiedensten Unterhosen gesehen!«
Der Papa zog den Hosenzippverschluss herunter und stieg aus der Hose. Nasti holte die Fleckenspraydose aus dem Küchenkasten, aber die Rosa mochte den Spray nicht. So ein modisches Zeug, erklärte sie, sei ihr sehr zuwider. Sie bürstete die Hose mit lauwarmem Wasser aus. »Frische Flecken, so wie die, gehen auch so weg!«, murmelte sie. »Das redet euch ja nur die Werbung ein, dass man für jeden kleinen Dreck ein anderes Mittel braucht!«
Die Rosa bürstete auch das Sakko mit Wasser und ein bisschen Seife und dann schickte sie Nasti um das Bügelbrett und das Bügeleisen.
Der Papa hatte sich auf einen Sessel gesetzt und sah so aus, wie man sich üblicherweise einen »gebrochenen Mann« vorstellt. Nasti kaute an den Fingernägeln. Sie war fest entschlossen, nicht einzugreifen. Die Rosa Riedl sollte das allein erledigen! Die konnte das sicher besser! (Sowohl das Anzugbügeln als auch den Papa über Gespenster aufklären.)

Als der Anzug gebügelt war, sprach die Rosa: »Jetzt muss er ein bissel trocknen, und während er trocknet, mach ich ein Frühstück!«
»Es ist ja gar nichts da, Rosa«, sagte Nasti.
»Blödsinn!« Die unteren Kredenztürln schwangen auf. »Weil ihr euch sonst um nix im Haushalt schert, so wisst ihr halt nix!«
Eine Packung Haltbarmilch und eine Packung Dauer-Toast wanderten aus der Kredenz. Der Kakao folgte. Gas flammte auf, der Milchtopf hüpfte aufs Feuer und dann wackelte die Haltbarmilch durch die Luft, hielt vor der Nase vom Papa und die tiefe Stimme sprach: »Junger Mann, machen S' mir das Packerl auf! So eine Milch hab ich noch nie benutzt!« Der Papa wollte nach der Schere greifen, die an einem Wandhaken beim Tisch hing, doch weil die Rosa Riedl zwischen ihm und dem Wandhaken stand, gelang ihm das nicht. Seine Hand versank in warmer, weicher Rosa.
»Schaun S' nicht so entsetzt, das bin nur ich«, sagte die tiefe Stimme. »Und jetzt bin ich eh schon wieder weg, weil, ich vertrag's nicht, wenn man mich am Bauch kitzelt!«
Der Papa konnte nach der Schere greifen. Er schnitt eine Ecke der Packung ab und hielt dann die Packung zögernd in die Höhe.
»So groß bin i net!«, sagte die tiefe Stimme. Der Papa hielt die Packung etwas tiefer, die Rosa nahm sie und sagte: »Danke schön!«

Fünf Minuten später saßen der Papa und Nasti bei Kakao und Toast mit Butter und Marmelade und Schinken. Auf dem leeren Sessel zwischen ihnen saß die Rosa Riedl. »Entschuldigen S' schon, junger Mann«, sagte sie zum Papa, »dass ich Ihnen zuerst so grob gekommen bin. Aber ich hab die Erfahrung gemacht, dass die Schock-Therapie, also das plötzliche Dasein ohne lange Erklärungen vorher, die einzige Art ist, wie ein Mensch ein Gespenst halbwegs verkraften kann. Je länger man die Leute vorbereitet, je behutsamer unsereins vorgeht, umso narrischer führen sich die Leut auf!« Lobend fügte sie noch hinzu: »Und alles, was recht ist, junger Mann, Sie haben sich eh sehr gut gehalten. Der alte Franz – wie ich eine Begegnung mit ihm nicht hab vermeiden können –, der hat doch glatt zum Beten angefangen. Und dabei ist er im 38er Jahr aus der Kirchen austreten! Und die Berger hat sich im Klo eingesperrt, wie ich bei ihr Fernschaun war und mir bei einem sehr lustigen Film ein paar Mal das Lachen nicht hab verbeißen können! Ja, ja, junger Mann, Sie sind fast ein so vernünftiger Mensch wie Ihre Tochter!«
Der Papa schien über dieses Lob zwar erfreut, aber irgendwie – fand Nasti – sah er noch immer nach gebrochenem Mann aus. Darum sagte sie: »Weißt du, Papa, ich bin sehr froh, dass ich die Rosa habe. Und außerdem haben wir sie ohnehin schon immer – nur haben wir es halt nicht gewusst!«

Der Papa seufzte.
»Seufzen S' nicht, junger Mann«, sagte die Rosa Riedl, »seien S' froh, dass S' jemand gehabt haben, der Ihnen den Anzug putzt hat! Und den Boden aufgewaschen. So patschert wie Sie sind, täten Sie noch immer im Dreck herumstehen!«
»Ja, natürlich«, der Papa seufzte wieder, »nur, wissen Sie, es wirft doch mein ganzes Weltbild um!«
»Einen Schmarrn!«, rief die Rosa Riedl. »Ich hab noch niemandem sein Weltbild umgeworfen! Ich nicht! Die Reichen bleiben reich und die Armen arm, auch wenn sie wissen, dass ein Gespenst im Haus ist! Und was Sie für eine Gemeinheit halten oder für was Gutes, das wird sich für Sie doch auch nicht ändern, nur weil Sie mich zur Kenntnis haben nehmen müssen! Oder wählen Sie jetzt bei der nächsten Wahl eine andere Partei, weil Sie kapiert haben, dass allerhand möglich ist, was Sie nie für möglich gehalten haben? Das wär dann blöd! Sie wählen nämlich eh richtig!«
»Woher wollen Sie denn wissen, was ich wähle?«, rief der Papa konsterniert.
Die Rosa lachte: »No, ich bitt Sie, ich bin schon länger in dem Haus als Sie! Seit Sie da eingezogen sind, steig ich durchs Abstellkammerlfenster in die Wohnung rein! Ich weiß, bittschön, sozusagen ziemlich alles Innerhäusliche von Ihnen. Das hat sich nicht vermeiden lassen.«
Dann waren auf einmal Schritte im Vorzimmer und gleich danach stand die Mama in der Küche. Blass und

verschlafen und verstört. »Ihr seid noch nicht weg?«, fragte sie. »Es ist doch schon halb neun!«
Die Mama wollte sich auf den leeren Küchensessel setzen.
»Halt!« Der Papa sprang auf. »Nicht! Da sitzt die Rosa Riedl!« Die Mama starrte den leeren Sessel an. Der Papa legte ihr einen Arm um die Schultern. Die Rosa sagte seufzend: »Also, mir scheint, ich muss mich wieder einmal leiblich machen! Aber schaun S' gut her, junge Frau, weil, sehr lang halt ich die Leiblichkeit nicht aus!«
Die Mama und auch der Papa und Nasti schauten genau hin.
Diesmal gelang der Rosa die Leiblichkeit noch viel besser als beim ersten Mal. Sogar, dass sie vom Bodenwaschen schmutzige Finger hatte, konnte man sehen. Und dass sie am rechten Bein eine dicke Krampfader hatte, sah man auch.
»Bleib noch da, Rosa, verschwind noch nicht!«, bat Nasti, als die Rosa Riedl blasser und durchsichtiger wurde.
»Gott bewahre«, schnaufte die Rosa und war verschwunden. »Das ist ja eine Anstrengung, dass d' ins Schwitzen kommst! Und hinterher bist ganz leer im Schädel!« Sie stöhnte leise. »Eh klar, Kopfweh hab ich auch schon wieder! Herrschaften, ich geh ins Bett! Bis später!«
Der leere Sessel rückte nach hinten bis zur Wand, an

der Mama und dem Papa schob sich Weiches, Warmes vorbei, dann ging die Wohnungstür auf und wieder zu.
»Sind wir jetzt alle drei verrückt geworden?«, fragte die Mama, aber ihre Stimme war einigermaßen fest und sie zitterte überhaupt nicht.
Nasti rief: »Ich verstehe überhaupt nicht, warum ihr so ein Affentheater macht! Es gibt halt Gespenster. Na und? Sie hat es euch ja bewiesen!« Und dann erzählte Nasti alles, was sie von der Rosa Riedl wusste: vom Leben der Rosa und von ihrem Tod. Von den SA-Männern, den Marmeladegläsern und dem Speck, auch vom HJ-Buben-Zwicken und vom Hausfrau-Schrecken und vom Verschüttetsein und der großen Angst, die die Rosa seither hat. Und auch davon, dass sich die Rosa nicht mehr aus dem Haus wagt.
Die Mama sagte: »Eines ist auf alle Fälle klar! Das ist das erste anständige Gespenst, von dem ich gehört habe!«
Der Papa sagte: »So Leid es mir tut, ich muss jetzt wirklich zu dieser Halbinternats-Eröffnung! Ich bin ohnehin schon sehr spät dran!« Er schlüpfte in die Hose, zog das Sakko an und den Gürtel durch die Schlaufen. Er küsste die Mama und fragte sie: »Hast du noch Angst, Schatz? Soll Nasti bei dir bleiben?«
Die Mama behauptete, fast gar keine Angst mehr zu haben. So wenig Angst jedenfalls, dass sie mit ihr schon zurechtkommen werde.

»Dann komm, Nasti«, sagte der Papa. »Ich fahr dich in die Schule!«
Nasti holte ihre Schultasche und lief hinter dem Papa die Treppe hinunter. Sie hörte den Papa murmeln: »Also, wenn ich das einem Kollegen im Ministerium erzähle …«
»Tu's lieber nicht«, sagte Nasti.
»Ich werde mich hüten«, erklärte der Papa, »ich will ja nicht als Portier oder im Irrenhaus enden!«
Beim Haustor sagte Nasti zum Papa: »Papa, du wirst sehen, die Rosa Riedl wird dir gefallen!«
Im Auto sagte Nasti zum Papa: »Papa, du wirst merken, die Rosa Riedl ist eine herrliche und sehr nützliche Frau!«
Beim Aussteigen, vor der Schule, sagte Nasti zum Papa: »Ihr werdet euch bald ein Leben ohne Rosa Riedl gar nicht mehr vorstellen können!«
»Dein Wort in Gottes Ohr!«, antwortete der Papa jedes Mal.

13. Kapitel,

in dem Nasti in zweieinhalb Schulstunden mehr Unangenehmes widerfährt als im ganzen vergangenen Jahr.

Bei so viel Morgenaufregung hatte Nasti natürlich nicht daran gedacht, von der Mama oder vom Papa einen Entschuldigungsbrief zu verlangen. Sie hatte sich nicht einmal eine halbwegs vernünftige Entschuldigung zurechtgelegt. Im Schulhaus noch, am Gang zu ihrer Klasse hin, dachte sie nur an die Rosa Riedl und hüpfte vor Freude im Schritt-Schritt-Wechselschritt, weil die Mama nicht mehr verrückt war, der Papa die Rosa anerkannt hatte und in der Familie die Vertrauensbasis endlich wiederhergestellt war.

Nasti war glücklich!

Und dann öffnete sie die Klassentür und sah eine mucksmäuschenstille Kinderschar, die zu ihr herstarrte, und vorne, beim Lehrertisch, die Deutschlehrerin, die seit dem Aufsatz vom »Alten Hut«, der ihrem Hut so ähnlich schaute, gar nicht mehr gut auf Nasti zu sprechen war.

»Spät, aber doch!«, sagte die Deutschlehrerin zur Tür hin.

»Bitte, ich … bitte, mir war … ich, ich bin …« Die Deutschlehrerin schaute Nasti so böse an, dass Nasti einfach keine brauchbare Ausrede einfiel.

»War, habe, bin!« Die Deutschlehrerin schüttelte em-

pört den Kopf. »Kannst du keinen zusammenhängenden Satz mehr sagen?«
Ein paar in der Klasse lachten. Tina lachte nicht mit.
»Wieso kommst du erst jetzt, Sommer? Dürfte ich das schön langsam erfahren? Hast du vielleicht sogar eine Entschuldigung?« Die Deutschlehrerin streckte eine Hand nach der Entschuldigung aus.
»Ich habe keine Entschuldigung«, sagte Nasti, »ich bringe die Entschuldigung morgen nach!«
»Als dein Klassenvorstand darf ich vielleicht trotzdem erfahren, warum du erst um halb zehn erscheinst?«
»Ich habe ... ich war ... ich bin ...«
»Ich werde sein, fehlt noch!«, rief die Deutschlehrerin höhnisch. Wieder lachten ein paar Kinder. Nasti fühlte sich elend. Vom Glück, das sie vor einer Minute so deutlich gefühlt hatte, spürte sie kein bisschen mehr.
»Also, Sommer, was ist los? Jetzt sprich gefälligst! Du bist doch sonst nicht gerade auf den Mund gefallen!«
Dass man wegen eines alten Hutes so böse werden konnte? Dass man einem einen »Hundearsch« so übel nehmen konnte? Bis zum ersten Aufsatz der Rosa Riedl war die Deutschlehrerin doch immer freundlich gewesen! Sehr freundlich sogar!
»Schön!«, sagte die Deutschlehrerin. »Du ziehst es also vor zu schweigen! Auch gut! Dann setz dich gefälligst auf deinen Platz und stör den Unterricht nicht weiter!«
Nasti ging zu ihrem Platz hin. Sie hockte sich auf den Sessel und wartete auf Tinas triumphierende Blicke.

Tina riss einen Zettel aus ihrem Notizheft und schrieb darauf: *Take it easy! Die spinnt ja!* Tina schob den Zettel zu Nasti.
Nasti nahm das Friedensangebot dankbar nickend an. Dann holte sie den Kugelschreiber und die Deutschhefte und das Lesebuch aus der Schultasche. Sie dachte: Hoffentlich verlangt die Spitz (so hieß die Deutschlehrerin) jetzt nicht meinen Aufsatz! Sonst dreht sie komplett durch! (Im allerletzten Aufsatz der Rosa Riedl waren nämlich enorm viele »unanständige« Wörter drinnen.) Doch kaum hatte Nasti ihr Schulzeug ordentlich auf dem Pult arrangiert, läutete die Glocke die Pause ein. Nasti atmete erleichtert auf.
»Ich habe den Unterricht noch nicht beendet«, rief die Deutschlehrerin, weil ein paar Kinder laut miteinander zu reden angefangen hatten. Sie schlug mit dem Klassenbuch auf den Lehrertisch. »Den Unterricht beendet nicht die Glocke, den Unterricht beende ich!« Da wurde es in der Klasse wieder still und die Deutschlehrerin sprach: »Der Unterricht ist hiermit beendet!« Die Deutschlehrerin stampfte zur Tür und Nasti atmete zum zweiten Mal erleichtert auf, doch bei der Tür drehte sich die Deutschlehrerin wieder um und rief: »Sommer, ich habe noch mit dir zu sprechen!«
Nasti folgte der Deutschlehrerin auf den Gang. Die Deutschlehrerin sagte: »Sommer, ich bin sehr traurig! Ich habe mich anscheinend in dir getäuscht!« Die Deutschlehrerin klagte, dass sie Nasti am Schulanfang

für ein kluges, freundliches und manierliches Kind gehalten habe. Darum habe sie ihr im Semesterzeugnis ja auch einen Einser gegeben und sich beim Sprechtag lobend und anerkennend zu Nastis Mutter geäußert. Aber im letzten Monat habe sich Nasti leider völlig verändert! Sie nehme kaum mehr am Unterricht teil, schaue gelangweilt zum Fenster hinaus, und wenn sie aufgerufen werde, wisse sie oft gar nicht, was eigentlich gefragt worden war. Nicht nur sie selber, auch andere Kollegen hätten das schon bemerkt und sich darüber geäußert! Aber das könnte man ja noch hingehen lassen! Etliche Schüler seien sehr unkonzentriert und unwissend! Nicht hingehen lassen könne man die schriftlichen Arbeiten in Deutsch! Die schlügen nämlich dem Fass den Boden aus! Beziehungsweise brächten es zum Überlaufen!

»Wegen dieser Aufsätze, Sommer«, sagte die Deutschlehrerin drohend, »sehe ich mich genötigt, deinen Herrn Vater vorzuladen! Es geht nicht anders!«

Es musste anscheinend viele Kinder geben, für die eine Vorladung des Vaters etwas sehr Entsetzliches war. Für Nasti war es nicht entsetzlich. Ganz im Gegenteil! Sollte sich doch der Papa herumstreiten! Der Papa konnte ihr sicher besser erklären, warum man in einem Aufsatz ruhig »Hundearsch« schreiben kann. Er hatte es ja auch der Mama erklärt. (Die Mama hatte den Aufsatz vom alten Auto auf Rechtschreibfehler durchsucht und keine gefunden, aber gemeint, dass die

Ausdrücke »verdammt«, »Hundearsch« wie auch »Mist« etwas zu ordinär seien, um in einem Schulaufsatz niedergeschrieben zu werden.)
Nasti nickte also der Deutschlehrerin zu, sagte, dass ihr Papa garantiert am nächsten Montag in die Sprechstunde kommen werde, und meinte, die Unterredung sei nun beendet. Aber da wollte die Deutschlehrerin noch wissen, ob Nastis Papa *der* Dr. Sommer vom Unterrichtsministerium sei, und als Nasti dies nickend bejahte, fing die Deutschlehrerin zu klagen an, dass ein Kind ausgerechnet einem so netten, lieben, gütigen Vater so einen Kummer mache, dass es eine Schande sei, wenn ausgerechnet die Tochter vom Dr. Sommer vom Ministerium so total indiskutable Leistungen erbringe!
Hätte Nasti die Aufsätze selber geschrieben, sie hätte sicher den Mund gehalten. Aber es ging darum, die Rosa zu verteidigen! (»Wer seine Freunde nicht in Schutz nimmt, der ist einen Schmarrn wert, liebe Nasti«, hatte die Rosa Riedl erst unlängst gesagt.)
Daher räusperte sich Nasti und sprach: »Mein Vater hat beide Aufsätze gelesen und er hat sie ganz gut gefunden!« (In Wirklichkeit hatte der Papa sogar enorm über die Aufsätze gelacht und gesagt, er halte sie für ganz grandios!) Die Deutschlehrerin verzog das Gesicht, als ob sie eine saure Zitrone auslutschen würde, dann drehte sie sich um und stampfte zum Konferenzzimmer hinüber.
Ein paar aus Nastis Klasse – unter ihnen auch der

Michel und der Hannes – standen bei der Klassentür. Sie hatten alles mit angehört, und als die Deutschlehrerin hinter der Konferenzzimmertür verschwunden war, kamen sie zu Nasti und gratulierten ihr zu ihrem Mut. Der Michel sagte: »Gut hast du das gemacht! Ich hätt mich das nie getraut! Das alte Pferd hat ja richtig vor Wut geschnaubt!«

Der Hannes gratulierte Nasti nicht. Der fragte: »Es macht dir wirklich nichts aus, dass sie deinen Vater vorgeladen hat?«

»Aber geh, mein Papa, der lacht doch nur!«, rief Nasti, doch weil sie wusste, dass der Hannes einen bösen Vater hatte, und weil sie nicht mit ihrem Prachtexemplar von Papa angeben wollte, so fügte sie hinzu: »Aber dafür hat er eine Menge anderer Fehler! Heute früh hätte er mir fast eine heruntergehaut, nur weil ich den Mistkübel mitten in die Küche gestellt habe!«

Das freute den Hannes. Wegen eines falsch abgestellten Mistkübels hatte er von seinem Vater noch nie eine Ohrfeige bekommen. (Der Hannes freute sich nicht, weil er Nasti Ohrfeigen vergönnte, sondern weil er sich einreden konnte, dass alle Väter irgendwie unausstehlich sind und alle Kinder unter ihren Vätern zu leiden haben. Das hilft manchmal im eigenen Unglück!)

Nasti ging mit den anderen in die Klasse zurück. Auf ihrem Platz saß der Herbert. Tina prüfte ihn die Englisch-Vokabeln ab. Nasti setzte sich auf das Pult und hörte zu.

»Hoffentlich ist der Englisch-Mann heute wieder krank«, sagte der Herbert nervös, »wenn er kommt, prüft er mich nämlich garantiert! Und ich kann gar nichts!«
»Übertreib doch nicht«, tröstete ihn Tina, »du hast mehr als die Hälfte gewusst!«
»Aber wenn ich dran bin, vergess ich auch noch diese Hälfte!«
Nasti sagte: »Du brauchst dich heute nicht prüfen lassen! Ich hab meinen Papa gefragt, der kennt sich da aus. Eine Prüfung muss der Lehrer mindestens zwei Stunden vorher anmelden! Der Englisch-Mann hat gar nichts angemeldet, also kann er nicht prüfen. Und wenn er prüft, dann darf er dir die Note nicht anrechnen!«
»Er prüft aber trotzdem immer«, sagte Tina.
»Weil ihm niemand sagt, dass er es nicht darf«, erklärte Nasti.
»Wenn ich dem sag: ›Sie dürfen mich heut nicht prüfen‹, dann schreit der mich doch zusammen und trägt mir gleich einen Fünfer ein«, sagte der Herbert.
»Schick deine Eltern zu ihm«, riet Nasti.
Der Herbert schüttelte den Kopf. »Die machen das nicht. Die sagen, ich bin alt genug, um das allein auszumachen.«
Tina bohrte gedankenverloren in der Nase, zog dann den Finger aus der Nase und betrachtete ihn und meinte: »Der Klassensprecher soll mit ihm reden! Wozu ist der denn sonst da? Doch nicht nur zum Geldeinsammeln!«

»Tommi!«, rief Nasti. »Tommi, komm bitte her!«
Tommi, der Klassensprecher, schaute zu Nasti hinüber und wollte auch kommen, aber da marschierte der Englischlehrer schon in die Klasse ein. Alle standen auf und standen stramm. Der Englischlehrer sah aufs grüßende Strammstehen. Wer bei ihm sehr stramm stand, der hatte es leichter!
»Setzen!«, sprach der Englischlehrer. Er holte sein Notenbüchlein heraus und blätterte darin. »Wir haben allerhand versäumt«, murmelte er, »da ich leider vergangene Woche verhindert war. Wir müssen uns jetzt mehr anstrengen!«
Er blätterte noch ein bisschen und dann rief er: »Steiner!« Der Steiner war nicht der Herbert, sondern der Gerold.
Der Gerold stand auf und stramm.
»Dein Vokabelheft!«, verlangte der Englischlehrer.
Der Gerold trug sein Vokabelheft zum Englischlehrer hinaus, ging dann zu seinem Platz zurück und stand wieder stramm, mit den Händen an der Hosennaht.
Nasti holte einen kleinen Zettel aus ihrer Schultasche und schrieb darauf: »Du musst ihm sagen, dass Prüfungen nur mehr auf Vorbestellung möglich sind!« Sie faltete den Zettel, schrieb *Tommi* darauf und warf ihn zu Tommi hinüber.
Der Englischlehrer blätterte im Vokabelheft vom Gerold und bemerkte nichts vom Zettel. Er strich mit einem roten Filzstift im Vokabelheft herum, schaute

vergrämt und murmelte: »Nicht einmal richtig abschreiben könnt ihr! Was habt ihr denn eigentlich im Hirn?«

Tommi entfaltete den Zettel, las Nastis Aufforderung und schaute entsetzt. Er drehte sich zu ihr hin und schüttelte abwehrend den Kopf. Nasti versuchte ihn durch Kopfdeuten und Handwacheln umzustimmen, doch Tommi drehte sich wieder um und tat, als wäre die Sache für ihn erledigt. Also schrieb Nasti noch einen Zettel gleichen Inhalts und warf ihn zu Gabriele; die war Klassensprecher-Stellvertreterin. Gabriele las den Zettel und nickte zustimmend, zeigte aber dann zum Tommi hin und das hieß: Er soll das machen! Ich bin bloß Stellvertreterin!

Da reichte nun Handwacheln und Kopfdeuten nicht mehr aus. Nasti flüsterte nach vorn, zum Michel: »Sag bitte der Gabriele: Er will nicht!«

Der Michel drehte sich um: »Wer will was nicht?«

Der Englischlehrer schaute kurz vom Vokabelheft hoch. »Ruhe, bitte!«, rief er.

Nasti flüsterte wieder: »Michel, sag ihr's doch!«

»Nasti, bitte halte den Mund!«, sagte der Englischlehrer. Der Englischlehrer mochte Nasti sehr gern. Sie hatte eine gute Aussprache und auf die Schularbeiten nur lauter Einser; und englische Aufsätze hatte die Rosa Riedl ja nicht geschrieben.

»So mach schon«, drängte Nasti den Michel. Der Michel murmelte: »Bis er nicht mehr herschaut.«

»Nasti, jetzt reicht es aber«, sagte der Englischlehrer. »Ich glaub schon, dass dir die Prüferei der Fünferkandidaten langweilig ist. Aber so viel Gemeinschaftssinn musst du schon haben, dass du diese Prozedur schweigend überdauerst!«

Nasti schaute zu Tommi. Der saß über sein Heft gebeugt. Nasti schaute zu Gabriele, die schüttelte noch immer den Kopf und zeigte verstohlen zu Tommi hin.

Wie pflegte die Rosa Riedl zu sagen? »Man kann nicht immer darauf warten, dass die anderen was tun!«, pflegte sie zu sagen. »Davon kommt das meiste Unglück auf der Welt, dass die Leut immer zuschauen und den Mund halten und darauf warten, dass die andern was tun!«

Nasti steckte zwei Finger in den Mund und biss an den Fingernägeln. Der Englischlehrer klappte das Vokabelheft vom Gerold Steiner zu und erklärte, dass die fehlerhafte Schmierasch allein schon für einen dicken Fünfer ausreiche; aber so sei er ja nicht! Er sei bereit, den Gerold Steiner trotzdem zu prüfen! Und damit dem Gerold Steiner nicht unzulässigerweise von den Sitznachbarn eingesagt werde, möge er zur Tafel kommen.

Der Gerold war bereits auf dem Weg zur Tafel, da nahm Nasti die Finger aus dem Mund und ihren ganzen Mut zusammen und stand auf und sagte: »Bitte, Herr Professor, Prüfungen müssen vorher angemeldet werden!«

Der Englischlehrer schaute Nasti erstaunt an und alle Kinder in der Klasse schauten fast genauso erstaunt. Der Gerold nahm bei der Tafel Haltung an und wartete.
»Was hast du gesagt, Nasti?«, fragte der Englischlehrer.
»Dass Sie den Gerold nicht prüfen dürfen, weil Sie es vorher nicht gesagt haben!«
Der Englischlehrer grinste. »Aha! Fräulein Nasti steigt auf die Barrikaden?«
»Im Schulunterrichtsgesetz steht ...«, sagte Nasti und stockte dann, weil sie nicht so recht wusste, was nun wirklich im Schulunterrichtsgesetz steht.
»Na, was steht dort?«, fragte der Englischlehrer und grinste weiter.
»Mein Papa hat gesagt ...«
»Im Schulunterrichtsgesetz steht, dass dein Papa etwas gesagt hat?« Der Englischlehrer schien sich unerhört zu freuen.
»Nein!«, rief Nasti. »Mein Papa sagt, dort steht, dass die Lehrer nicht prüfen dürfen!«
»Ach! Dürfen jetzt die Schüler nicht mehr geprüft werden? Ist die prüfungslose Zeit angebrochen?«
»Nein, geprüft dürfen wir schon werden, aber ...«
Der Englischlehrer ließ Nasti nicht ausreden. »Also darf ich doch prüfen! Das freut mich aber, dass du es mir erlaubst!«
Nasti war zum Heulen. Aus Wut. Aus Wut über sich selber. Warum hatte sie nicht zu Hause das Schulun-

terrichtsgesetz genau angeschaut? Es lag doch auf dem Schreibtisch vom Papa! Hätte sie den Absatz über die mündlichen Prüfungen gelesen und auswendig gelernt, müsste sie jetzt nicht so blöd herumstammeln und der Englischlehrer könnte nicht so siegessicher grinsend dastehen und sie aufziehen.

»Nasti«, sagte der Englischlehrer, »setz dich wieder hin und halt den Mund! Wir haben vergangene Woche drei Stunden versäumt, ich habe keine Zeit, mit dir herumzustreiten!« Der Englischlehrer schaute Nasti nicht einmal böse an. Er grinste noch immer. Die ganze Angelegenheit schien ihn zu erheitern.

Nasti blieb stehen. So leicht durfte sie sich einfach nicht geschlagen geben. Jemand, der die Rosa Riedl zum Schutzgespenst hatte, der musste schon Mut zeigen!

»Ich wollte sagen ...«, begann Nasti wieder, aber der Englischlehrer kehrte ihr einfach den Rücken und wandte sich zum Gerold und fragte den die Vokabeln ab.

Da wurde die Wut in Nasti so riesengroß und so siedend heiß, dass sie zuerst das Lesebuch nahm, das noch immer auf dem Pult lag, und es auf den Boden warf. Sie schrie: »Sie sind ja so gemein!«, und rannte aus der Klasse. Sie schlug die Tür hinter sich zu und stolperte den Gang bis zur Treppe hinunter. Gleich neben der Treppe war die Tür vom Konferenzzimmer, und gerade als Nasti bei der Treppe angekommen war, ging die Tür zum Konferenzzimmer auf und der Geschichtslehrer Berger kam heraus. Er hatte den Mantel an und die Aktentasche unter dem Arm. Er wollte nach Hause gehen.

»Ja, Mädchen?«, fragte er. »Ja, Mädchen, was ist denn? Ist dir nicht gut? Du bist ja ganz blass!«

Nasti schüttelte den Kopf.

»Wohin willst du denn dann? So mitten in der Stunde?«

Nasti hatte keine Ahnung, wohin sie wollte. Sie wusste nur, dass sie nicht mehr in die Klasse zurückwollte, und das sagte sie dem Herrn Berger auch. »Er hat sich lustig über mich gemacht. Er nimmt mich nicht ernst! Und dabei habe ich Recht und er Unrecht! Und niemand hat mir geholfen!« Der Geschichtslehrer brauchte ziemlich lange, bis er die ganze Geschichte kapierte, was ausschließlich Nastis Schuld war. Aus ihrem wirren Geschluchze konnte auch der klügste Mensch nur schwer klug werden. Als der Geschichtslehrer endlich die Sache begriffen hatte, riet er Nasti, sofort in die Klasse zurückzugehen. »Du sagst, dir war nicht gut, aber jetzt ist dir wieder besser«, sagte er. »Und sonst sagst du gar nichts mehr, es sei denn, etwas zum Unterricht Gehöriges!«

Nasti schüttelte stur den Kopf. »Man muss um sein Recht kämpfen!«, schluchzte sie.

»Mädchen«, sprach der Geschichtslehrer, »soweit ich es sehe, kämpfst du nicht. Du weinst!« Und dann erklärte er Folgendes: »Kämpfen würde in diesem Fall heißen, dass du deine Mitschüler so weit bringst, dass sie vom Klassensprecher verlangen, dass er ordentlich für euch spricht! Und wenn er es nicht tut, dann könnt ihr ihn absetzen und einen Besseren wählen!«

Nasti hatte zu heulen aufgehört. Der Geschichtslehrer gab ihr ein Taschentuch. Nasti wischte sich damit die Tränen von den Wangen. Sich ins Lehrertaschentuch zu schnäuzen, wagte sie nicht.

»Das dauert zu lange«, sagte Nasti, »bis alle in der Klasse kapieren, dass der Tommi der Falsche ist! Die kapieren ja nicht einmal, wie gemein der Englischlehrer ist!«

»Kämpfen ist meistens langwierig und mühsam, liebes Mädchen«, sagte der Geschichtslehrer.

»Aber den meisten in meiner Klasse ist es völlig Wurscht, wie es den anderen geht, die denken nur an sich selber!«, nuschelte Nasti durch ihre tränengeschwollene, rotzverstopfte Nase.

»Schnäuz dich, Mädchen«, sprach der Geschichtslehrer, »und sei nicht hochmütig! Jeder kann ziemlich viel kapieren, wenn man es ihm lange genug erklärt!« Und dann zeigte er zur Tür der Kanzlei hin. »Aber du kannst natürlich auch zum Herrn Direktor hineingehen und dich über den Kollegen Haberl beschweren. Das wäre der andere Weg!«

»Und sonst gibt's keinen Weg?«, fragte Nasti und schnäuzte sich jetzt doch ins Lehrertaschentuch.

»Nach Hause gehn und sich ins Bett legen und krank

werden«, sagte der Geschichtslehrer, »aber das ist wohl nichts für eine Kämpfernatur!«
Nasti entschied sich, in die Klasse zurückzugehen, aber das war kein leichter Weg. Während sie auf die Klassentür zuging, dachte sie: Ein Schutzgespenst ist bloß halb so tauglich wie ein Schutzengel! Ein Schutzengel wär jetzt dicht bei mir und würde mir mit seinem Lilienwedel Mut zuwacheln! Aber die Rosa Riedl schwebt nicht mehr! Die hockt zu Haus auf dem Dachboden und döst vor sich hin! (Was nicht stimmte. Die Rosa Riedl saß bei der Mama in der Küche und besprach mit der das Leben und das Totsein und noch etliche Dinge zwischen Himmel und Erde, die sich dem normalen Menschenverstand entziehen.)
Vor der Klassentür blieb Nasti stehen. Sie hörte die Stimme vom Englischlehrer: »And now we take our books!« Sie hörte Geraschel und dann wieder die Stimme: »Page hundredandtwo.« Wäre der Geschichtslehrer nicht wartend bei der Stiege gestanden und hätte ihr aufmunternd zugenickt, sie wäre noch lange nicht in die Klasse hinein. So aber holte sie tief Luft, machte die Tür auf, trat ein, sagte: »Bitte, mir war nicht gut«, und ging zu ihrem Platz hin.
»Jaja«, sagte der Englischlehrer grinsend, »Aufregung schadet sensiblen Fräuleins!«
Nasti setzte sich, schlug Seite 102 im Englischbuch auf und tat, als lese sie eifrig mit, was der Englischlehrer nun Satz für Satz langsam vordozierte. Dabei schaute

sie sich verstohlen in der Klasse um. Sie fing einen zwinkernden Blick vom Michel auf, einen total erstaunten vom Hannes und einen zufriedenen vom Gerold. Tina flüsterte: »Er hat dem Gerold doch ein Genügend gegeben!«

Langsam, sehr langsam verging die Englischstunde. Knapp vor dem Läuten musste Nasti noch einen kleinen Absatz aus dem Buch vorlesen und der Englischlehrer lobte ihre Aussprache. Nasti freute sich über das Lob gar nicht. Sie dachte: Er nimmt meinen Protest nicht ernst! Was ich sage, ist ihm genauso Wurscht wie die Fliege an der Wand! Er ärgert sich nicht einmal über mich!

In der Pause dann, vor der letzten Stunde, versuchte Nasti – ganz nach »Rezept Geschichtslehrer« – zuerst einmal mit Tommi zu reden. Aber der blieb stur, erklärte zuerst, sich bei den Schulunterrichtsgesetzen nicht auszukennen, berief sich dann darauf, dass ihn bloß Nasti zu dieser Protestaktion aufgefordert habe, und verteidigte sich damit, dass der Gerold ohnehin einen Vierer bekommen habe, was Besseres, sagte er, hätte der auf keinen Fall bekommen. Und er rief: »Du hast ja gesehen, was bei deinem Gerede herausgekommen ist! Nichts! Überhaupt nichts!«

Um Tommi und Nasti herum stand eine Menge Kinder. Ein paar nickten zustimmend. Aber ein paar nickten auch zustimmend, als Nasti rief: »Das ist doch kein Argument! Die Lehrer müssen sich an die Gesetze halten! Darauf kommt es an!«

Michel rief: »Genau! Das find ich auch! Wir müssen ja auch allerhand!«
Tommi rief: »Bis nächsten Samstag hätte der Gerold sein ›th‹ auch nicht verbessert!«
Tina rief: »Du hast es nötig! Du mit deinen drei Nachhilfestunden pro Woche!«
Gabriele rief: »Wenn ein jeder immer vorbereitet ist, dann kann gar nichts passieren!«
Gerold rief: »Pudel dich nicht auf, du alte Streberin!«
Gabriele rief: »Ich bin keine Streberin! Ich lern weniger als du!«
Sie boxte dem Gerold in den Bauch und der Gerold haute ihr eine herunter. Sie zog den Gerold an den Haaren und der Gerold trat ihr gegen ein Schienbein. Der Hannes wollte die beiden trennen, Tina wollte dem Hannes dabei helfen – aber irgendwie kam es, dass die zwei plötzlich auch boxten und traten und zwickten. Und auf einmal waren auch Tommi und Michel und Nasti in die Kampfhandlungen verstrickt, und als die Naturgeschichtslehrerin in die Klasse trat, sah sie etwa ein Dutzend raufender, keuchender Kinder auf einem Haufen beieinander und ein weiteres gutes Dutzend stand im Kreis darum herum.
Die Naturgeschichtslehrerin war nur ganz selten aus der Ruhe zu bringen. Ein paar raufende Kinder schienen ihr dafür nicht Anlass genug. Sie setzte sich zum Lehrertisch und wartete.
Die Zuschauer beim Kampf gingen zögernd auf ihre

Plätze. Tina merkte auch, dass die Lehrerin schon in der Klasse war und ließ von Tommis Haaren ab, und Nasti merkte verstört, dass es Michels Arm war, in den sie gerade beißen wollte. Das erschütterte sie so sehr, dass sie sich zurückzog. Dann dauerte es nur noch ein paar Sekunden, bis sich der Haufen aufgelöst hatte.

»Ist der Klassenkampf beendet?«, fragte die Naturgeschichtslehrerin, und da sie keine Antwort erhielt, nahm sie dies für einen positiven Bescheid und malte das Skelett der Hauskatze an die Tafel.

Nasti – wieder auf ihrem Platz – holte schnaufend das Heft aus dem Pult, malte das Hauskatzenskelett von der Tafel ab und dachte bekümmert: Eine Klassenprügelei ist ganz sicher nicht der Beginn einer echten Klassengemeinschaft! Ich muss etwas falsch gemacht haben!

14. Kapitel,

in dem die Rosa Riedl aus der Wohnung entfernt werden muss, weil der Mama der Onkel Egon Leid tut.

Nasti hatte für diesen Nachmittag eine Menge vor. Mit dem Papa wollte sie ausführlich über das Schulunterrichtsgesetz reden, mit der Mama wollte sie über die Rosa Riedl reden und mit der Rosa Riedl wollte sie über ihren Misserfolg bei der »Klasseneinigung« reden. Außerdem wollte sie endlich – und nun ganz offiziell – den Bettvorleger, das Zierkissen und die Quasteldecke zur Rosa hinauftragen.

Eine große, bunte Filzstiftzeichnung wollte sie der Rosa auch machen. Darauf sollte eine Straßenbahn sein und eine Rosa, die gerade über die Straße läuft, und der Herr Fischl und die SA-Männer und die Leute, die dem Herrn Fischl nicht halfen. Um diese Zeichnung ganz richtig zu machen, wollte sie sich bei der Frau Berger noch erkundigen, wie SA-Männer und Straßenbahnen damals ausgesehen hatten.

Und dann kam alles doch ganz anders! Als Nasti nach Hause kam, waren der Onkel Egon und die Tante Erika aus Linz zu Besuch. (Die waren wegen eines Begräbnisses nach Wien gekommen und hatten, wie sich der Onkel ausdrückte, »das Notwendige mit dem Angenehmen verbunden!«.)

Nasti konnte also weder mit dem Papa noch mit der

Mama reden. Sie fragte bloß leise den Papa: »Ist die Rosa auf dem Dach?«
»Die Rosa ist hier!«, flüsterte der Papa zurück. Er grinste. »Die Tante Erika hat sich auf die Rosa gesetzt!«
»Und?«
»Die Rosa hat gequietscht!«
»Und?« Nasti zog den Papa in die Abstellkammer und machte die Kammertür zu, damit sie lauter reden konnten.
»Die Tante Erika hat gemeint, unsere Sitzbank quietscht!«
»Und sonst war nichts?«
»Doch! Der Onkel hat irgendwas gesagt, etwas Politisches, es war saudumm und da hat die Rosa ›Hornochse‹ gemurmelt!«
»Und?«
»Der Egon hat gemeint, ich hab das gemurmelt, und ist jetzt ein bisschen beleidigt!«
»Und wo ist die Rosa jetzt?«
»Zuerst war sie in der Küche und hat das Fenster geputzt, ich hab ihr gesagt, sie soll es bleiben lassen. Hoffentlich hab ich sie nicht gekränkt! Aber wenn der Egon oder die Erika zufällig in die Küche gegangen wären und der Wischer wäre freihändig übers Fenster gefahren, die hätte ja der Schlag streifen können!«
Nasti ging in die Küche. »Rosa?«, flüsterte sie. »Rosa, bist du da?« Nichts rührte sich. Nasti schaute sich das Fenster an. Der eine Fensterflügel war ziemlich ver-

dreckt. Der andere war blitzsauber und strahlend rein. Wie Nasti das Fenster so betrachtete, sah sie durch das Fenster, auf der anderen Hofseite, Tina bei ihrem Fenster. Tina winkte. Nasti bückte sich blitzschnell und ging unter dem Fensterbrett in Deckung.
Sie hatte nichts dagegen, dass Tina wieder gut Freund mit ihr war, aber im Augenblick kam ihr diese Freundschaft ungelegen, weil sie keine Lust hatte, in den Hof hinunterzugehen. Hätte sie das Tina aber in der Zeichensprache zu verstehen gegeben, wäre Tina garantiert wieder böse geworden.
Nasti kroch also auf allen vieren aus der Küche, richtete sich erst im Vorzimmer auf und ging ins Wohnzimmer. Dort saßen der Papa und die Mama, der Onkel Egon und die Tante Erika bei Kuchen und Schnaps. Neben der Mama, im braunen Samt der Sitzbank, war eine ziemlich tiefe Mulde.
Der Onkel Egon war gerade am Wort. Er behauptete, dass es den Leuten heutzutage viel zu gut gehe, alles hätten sie und das mache sie unzufrieden. Besonders die Jugendlichen und die Kinder seien dadurch so ungezogen-undankbar-frech-aufsässig geworden.
Nasti behielt die Samtbank im Auge. Die Rosa Riedl war unruhig. An der Mulde konnte man das deutlich sehen.
»Ein Krieg müsste wieder her«, sagte der Onkel Egon. »Damit die Jungen kapieren, was Bescheidenheit ist! Oder zumindest ein Arbeitsdienst!« Und dann brüllte

er: »Au, auweh!« Er griff sich mit beiden Händen an die Nase und hielt sie fest. Seine Frau schaute ihn besorgt an, die Mama und der Papa grinsten sich verstohlen zu.
»Egon, was ist denn, um Himmels willen?«, fragte die Tante Erika.
Der Onkel nahm die Hände von der Nase. »Ein plötzlicher Schmerz!«, stöhnte er. »Ganz fürchterlich!«
»Ein Schmerz in der Nase?« Die Tante Erika war verwundert. (Nasen gehören ja zu den Körperteilen, die selten arg wehtun.)
»Als ob man mir den Zinken in einen Schraubstock gespannt hätte«, murmelte der Onkel Egon und rieb an seiner Nase und tat dann kund, dass der Schmerz schon nachlasse.
»Das sind die Nerven«, sagte die Tante Erika, »du regst dich immer so auf, wenn du über die Zeitprobleme sprichst!«
Der Onkel protestierte. »Ich hab gar keine Nerven«, rief er. »Nerven sind was für Schleimscheißer und Schwächlinge!« Und dann regte er sich weiter über die heutige Jugend auf und über das Ansteigen der Kriminalität. Man hätte meinen können, jedes Kind sei heutzutage ein Kapitalverbrecher. Der Papa verteidigte die Kinder und die jungen Leute.
»Idealisten wie du haben eben keine Augen im Kopf«, rief der Onkel Egon. »Gerade du müsstest die Statistiken kennen! Horrend steigen die Verbrechenszahlen bei Jugendlichen an!«

Die Tante Erika nickte zustimmend.
»Aber da geht es doch nicht um Mord und Raub. Das sind doch nur kleine Eigentumsdelikte«, sagte der Papa.
»Nur! Nur!«, ereiferte sich der Onkel Egon. (Übrigens hatte er eine brandrote Nase.) »Nur! Nur! So fängt es ja an, mein Guter! Gestern der Kaugummi im Supermarkt, heute die Sparkasse und morgen der Mord an einem Taxifahrer!«
»Mach dich nicht lächerlich!«, rief der Papa. Er wurde langsam zornig. »Kaugummistehlen ist dumm und bringt nichts! Die Schwierigkeiten, wenn man die Kinder erwischt, sind enorm! Das weiß gerade ich zur Genüge! Aber uns – seinerzeit – hat man den ganzen Ramsch auch nicht so verführerisch vor die Nase gelegt! Wir waren nicht besser! Wir hatten bloß keine Möglichkeit!«
Die Mama fügte hinzu: »Und Äpfel aus dem Nachbargarten hast du auch gestohlen, lieber Egon! Dabei waren unsere eigenen Äpfel viel besser!«
»Apfelstehlen ist doch was anderes, Annemarie!«, rief der Onkel Egon.
»Und wieso?«, fragte die Mama.
»Wir waren unschuldige Kinder! Wir haben uns nichts Böses dabei gedacht!« Der Onkel Egon bekam ein richtig gerührtes Gesicht.
»Die heutigen Kinder denken sich beim Kaugummi auch nichts Böses!«, rief die Mama.
»Die schon!«, schrie der Onkel Egon. »Die sind näm-

lich durch und durch verdorben! Das seh ich an meinen Nachbarskindern!«
»Egon, du bist ein Idiot!«, sagte die Mama. Der Onkel Egon schwieg beleidigt und in diese plötzliche Stille hinein sagte eine sanfte, tiefe Stimme: »Ganz meine Meinung!«
Der Papa und die Mama senkten die Köpfe. Nasti steckte zwei Finger in den Mund und biss an den Fingernägeln. Der Onkel Egon schaute verstört in die Runde. Wer war da der Meinung seiner Schwester? Der Albert hatte keinen Ton gesagt, das hatte er genau gesehen! Und seine liebe Erika war ganz sicher nicht der Meinung, dass er ein Idiot sei! Nasti? Dem Kind wäre es natürlich zuzutrauen! Aber das Kind hatte eine hellere Stimme! So eine sanfte, tiefe Stimme hatte ja überhaupt niemand hier im Raum!
In seiner Verwirrung griff der Onkel Egon zur Schnapsflasche, um sich Schnaps nachzuschenken. Er schenkte sich sein Glas randvoll. Er hob es hoch, um zu trinken. Das Schnapsglas wackelte in seiner Hand heftig hin und her. Mühsam hob er es an die Lippen, doch er kam nicht zum Trinken; so sehr wackelte das Schnapsglas.
»Egon«, sagte die Tante Erika, »reg dich doch nicht so auf, dass du zitterst! Das lohnt sich doch nicht! Du weißt ja, dass deine Schwester und ihr Mann andere Ansichten haben!«
»Ich zittere nicht! Das Glas zittert!«
»Aber Egon.« Die Tante Erika lächelte milde.

Der Onkel Egon stellte das Glas ab, ohne getrunken zu haben. Er streckte den Arm aus und sagte beschwörend: »Schau her! Nichts zittert! Absolut nichts!«
Zuerst war die Hand wirklich ruhig, doch dann fing sie zu beben an, als hätte der Onkel die Schüttellähmung. Erschrocken zog der Onkel die Hand zurück und versteckte sie auf dem Sessel zwischen Sitzpolster und Hintern. Der Mama tat der Onkel Egon Leid. Sie hielt ihn zwar für einen großen Idioten, aber man kann auch große Idioten gern haben, wenn sie die einzigen Brüder sind!
Die Mama stand auf. »Ich hol noch Kuchen«, sagte sie und ging aus dem Zimmer. Vom Vorzimmer aus winkte sie Nasti zu sich heran und flüsterte ihr, als Nasti gekommen war, zu: »Ich flehe dich an, Nasti-Schatz, schaff die Rosa für die nächsten zwei Stunden aufs Dach hinauf!«
Nasti wollte nicht. Das sei unhöflich gegen die Rosa, erklärte sie. Oder sogar beleidigend! Auf alle Fälle taktlos! Die Mama ging seufzend in die Küche, um den Kuchen zu holen, und da sah sie – durch den blitzsauberen Fensterflügel – Tina bei ihrem Fenster stehen und winken.
»Nasti, ich weiß was«, sagte die Mama. »Ich hab eine Idee! Führ die Rosa in den Hof! Ich meine, in Tinas Hof. Das war ja einmal der Hof von der Rosa. Sie hat mir erzählt, die Laube, die hat sie selber zusammengebaut. Und den Wein, der drauf wächst, den hat sie sel-

ber gepflanzt. Den Garten wird sie sicher gern besichtigen!«

Nasti nickte. Das war ein Ausweg, der weder taktlos noch unhöflich und beleidigend war. Nasti winkte zu Tina hinüber. Tina deutete mit dem Daumen fragend nach unten. Nasti nickte zustimmend und deutete auch mit dem Daumen nach unten.

Die Mama fing zu singen an: »Rosa, wir fahrn nach Lodz! Der Hindenburg ist auch schon drin, jetzt kommen wir mit dem Zeppelin! Rosa, wir fahrn nach Lodz ...!«

»Was ist denn das für ein Lied?«, fragte Nasti.

Da sagte neben ihr die Rosa Riedl: »Ein alter Schlager ist das! Deine Mama und ich haben uns den Schlager als Kennmelodie ausgemacht! Wenn einer von uns die ›Rosa in Lodz‹ singt, dann heißt das: Komm sofort her! Gut, nicht? – Und jetzt bin ich da! Was ist?«

»Ich hab mir gedacht«, sagte die Mama und schnitt den Kuchen in Scheiben, »du könntest mit Nasti in deinen ehemaligen Garten runterschaun!«

»Wir könnten in der Laube sitzen«, sagte Nasti. »Wenn du magst, hole ich auch die Wokurka-Oma dazu. Die redet gern mit mir. Da macht dir das Zuhören sicher Spaß.«

»In meine Laube hab ich schon lange wollen«, sagte die Rosa leise, »aber ich hab ein bissl Angst davor. In der Laube werden mir die Erinnerungen an das Leben nur so aufsteigen. Und das wird mir vielleicht nicht gut tun.«

»Wieso?«, fragte Nasti.
»Ich könnte sentimental werden«, sagte die Rosa. »Und ein sentimentales Gespenst, das ist was Blödes!«
Vom Wohnzimmer her kam die Stimme von Onkel Egon: »Annemarie, wo bleibst du? Wenn ich einmal im Jahr zu Besuch komme, dann zieh dich nicht in die Küche zurück!«
»Gehn wir in den Garten«, sagte die Rosa. »Bevor ich dem Hornochsen weiter zuhör, werd ich noch lieber sentimental!«
Als Nasti mit der Rosa in den Hof kam, war Tina schon in der Laube. Sie wachelte mit einem neuen Asterix.
Die Wokurka-Oma stand beim Wäschestrick neben der Klopfstange und hängte Wäsche auf. Rosa flüsterte Nasti zu: »Red ein bissl mit ihr, ich möcht ihre Stimme wieder hören!«
»So komm doch schon«, rief Tina ungeduldig, doch Nasti ging zur Wokurka-Oma hin und erkundigte sich nach ihrem Befinden und fragte, was sie heute gekocht habe und ob sie auf dem Friedhof Blumen gießen gewesen sei, und als ihr keine weitere Frage mehr einfiel, bat sie: »Frau Wokurka, kommen Sie doch ein bisserl in die Laube zu uns und erzählen Sie uns was von früher!« Zuerst wollte die Wokurka-Oma nicht, weil sie doch eigentlich einen alten Film mit der Marika Rökk im Fernseh-Nachmittagsprogramm anschauen wollte. Als Nasti aber weiterbettelte, gab sie nach. Sie kam mit Nasti in die Laube.

»Also, welche Geschichte willst denn heut wieder hören?« Die Wokurka-Oma hatte ungefähr zwei Dutzend Geschichten »von früher« und alle zwei Dutzend hatte sie Nasti und Tina schon mehrmals erzählt.
Tina mochte diese Geschichten nicht besonders, aber sie war stolz darauf, dass Nasti ihre Oma mochte. »Erzähl, wie die Frau Sedlak die ehemalige Hausfrau in den Keller gesperrt hat!«, schlug Tina vor, weil sie wusste, dass Nasti diese Geschichte besonders gern mochte. Die Wokurka-Oma nickte und begann:
»Damals war ein erbitterter Streit zwischen der Sedlak und der Hausfrau. Ein paar Monate hat der schon gedauert, und jeden Tag, wenn sie sich bei der Wasserleitung troffen haben, denn damals hat nicht einmal die Hausfrau noch ein fließendes Wasser in der Wohnung gehabt, also, jedes Mal wenn sie sich bei der Wasserleitung troffen haben, ist es wieder losgegangen!
Dabei hat das Ganze mit irgendeiner blödsinnigen Kleinigkeit angefangen, ich glaub, um den Haustorschlüssel ist es gegangen! Oder um den Dachbodenschlüssel?« An dieser Stelle der Geschichte dachte die Wokurka-Oma jedes Mal nach; und kam dann doch nicht dahinter, ob der Streit mit dem Dachboden- oder dem Haustorschlüssel angefangen hatte.
»Wegen dem Waschtag war's! Die Sedlak hätte mit der Hausfrau tauschen sollen«, flüsterte eine sanfte Stimme der Wokurka-Oma ins Ohr und die strahlte plötzlich über das ganze alte, verrunzelte Gesicht und

rief: »Jetzt ist es mir eingefallen! Um den Waschtag ist der Streit gegangen! Die Sedlak hätte ihren Waschtag mit der Hausfrau tauschen sollen und hat das nicht wollen!« Die Wokurka-Oma schaute stolz. »Na, so verkalkt bin ich anscheinend doch noch nicht!«

Dann erzählte die Wokurka-Oma die Geschichte weiter. Nasti lachte die ganze Zeit, weil die Geschichte wirklich komisch war und die Wokurka-Oma schön erzählte. Dass sich unter Nastis helles Lachen mehrmals ein dumpfes, tiefes Gekicher mischte, merkte niemand.

15. Kapitel,

in dem ein alter, abgestandener Patschuli-Geruch allergrößtes Unheil anrichtet.

Von diesem Samstagnachmittag an war Nasti, wenn das Wetter halbwegs schön war, immer bei Tina im Garten unten. Sie war nicht aus Zuneigung zu Tina dort, sondern wegen der Rosa. Die Rosa liebte die Laube, und die Rosa behauptete neuerdings, sentimental werden sei gar nicht so übel. Sie war ganz versessen auf die Laube und den Garten. Wenn es einmal am Nachmittag regnete, war die Rosa vergrämt. Meistens gab sie zwar vor, nur Nastis und Tinas wegen in die Laube zu wollen. Weil Nasti und Tina in der Laube von der Schule sprachen und von den Schwierigkeiten mit den Lehrern und den Mitschülern. Die Rosa behauptete, sie müsse auch Tinas Meinung über die Schulangelegenheiten hören, um sich ein gutes Bild von der Sache machen zu können. »Wenn ich nur deine Meinung kenne, Nasti, dann weiß ich bloß die Hälfte!«

»Gar nicht!«, widersprach dann Nasti. »Die Tina ist dick und träge. Die regt ja gar nichts richtig auf!«

»Und du bist dünn und überempfindlich! Dich regt alles zu viel auf!«

Der Papa war – übrigens – am Montag nach der Auseinandersetzung zwischen Nasti und der Deutschlehrerin tatsächlich in der Schule gewesen. Seine Absicht,

die Deutschlehrerin zu beruhigen und Nasti wieder gewogen zu stimmen, war fehlgeschlagen, weil der Papa alle ordinären Wörter, die die Dame so empörend fand, in dem Gespräch mit ihr wiederholte und wirklich aussprach. Das schockierte die Dame. Sie hatte nie gedacht, dass ein Herr vom Unterrichtsministerium so etwas tun könnte! Der Papa bemerkte den Schock, den er der Deutschlehrerin zufügte, nicht einmal, und er konnte sich gar nicht erklären, warum die Dame auf einmal so stocksauer war und immer nur »Ganz, wie Sie meinen, Herr Doktor« und »Ganz, wie Sie es für richtig halten, Herr Doktor« und »Ganz und gar nicht Ihrer Ansicht, Herr Doktor« sagte.
Auf dem Gang, bevor der Papa die Schule verließ, begegnete er auch noch dem Englischlehrer. Der klopfte ihm sportlich auf die Schulter und rief: »Morgen, Kollege!« (Der Papa war früher, bevor er im Ministerium zu arbeiten angefangen hatte, auch Lehrer gewesen.) Der Papa zuckte zusammen. Er mochte es nicht, wenn man ihm auf die Schulter schlug. Dem Englischlehrer kam es gar nicht in den Sinn, dass jemand so etwas nicht mögen könnte, er sagte: »Herr Kollege, Sie haben ja eine kolossal aufgeweckte Tochter! Steigt neuerdings auf die Barrikaden! Terminprüfungen und so! Ja, ja! Das sind die gebildeten Kollegenkinder! Denen bleibt nichts verborgen!« Er zwinkerte dem Papa zu. Der Papa starrte ohne einen einzigen Lidschlag zurück. Das irritierte den Kollegen Haberl denn doch.

»Ah, wissen Sie, Kollege«, sagte er und klopfte dem Papa wieder auf die Schulter, aber diesmal weniger heftig, »ich würde mich ja an die Terminprüfungen halten, aber ich hab es leider auf der Leber. Scheußlich, sag ich Ihnen! Ein kleiner Diätfehler und ich liege eine Woche flach! Wie soll ich da meine Prüfungen einteilen?« Es klang fast entschuldigend. Der Papa wusste trotzdem keine Antwort. »Schwierig, schwierig«, murmelte er bloß. Der Kollege Haberl klatschte dem Papa noch auf die Schulter, die er bisher nicht belästigt hatte, nickte ihm zu und eilte dann zum Konferenzzimmer hin.

Der Papa verließ das Schulhaus, blinzelte in die Sonne und freute sich, kein Schüler und auch kein Lehrer mehr sein zu müssen. Ein bisschen schämte er sich auch. Er fand, er hätte den Kollegen Haberl entschieden über Terminprüfungen und die Rechte von Schülern aufklären müssen!

Der Papa nahm sich vor, am Nachmittag Nasti zumindest über das Leberleiden des Englischlehrers aufzuklären. Das war weniger anstrengend. Und führte vielleicht auch zu etwas mehr Verständnis zwischen Schülern und Lehrern!

Nasti allerdings war am Leberleiden des Englischlehrers kaum interessiert! Was die Schule betraf, hatte sie ganz andere Sorgen. Seit dem »Klassenkampf« war die Klasse strikt in zwei verbitterte Lager gespalten. Es gab nur mehr Nasti-Anhänger und Tommi-Anhänger. Zu den Nasti-Anhängern gehörten Tina und Michel

und Gerold und Herbert und Hannes und etliche andere. Tommi hatte mehr Anhänger als Nasti. Aber seine Anhänger waren hauptsächlich die Kinder, die Nasti nie besonders gemocht hatte. Das beruhigte sie. Beunruhigt war Nasti nur, wenn die Rosa Riedl fragte: »Und was geschieht denn, außer dass ihr streitet?« Die Rosa – wenn ihr Nasti von der Schule erzählte – sagte auch: »Mir gefällt das nicht! Wenn man etwas erreichen will, muss man doch zusammenhalten!«
»Der Tommi und die Seinen halten aber nicht mit uns zusammen«, erklärte Nasti dann. »Die sind einfach blöd! Und gemein! Und idiotisch! Und ...« Nasti fielen nicht so viele verbitterte Eigenschaftswörter ein, wie es zur Beschimpfung der Tommi-Anhänger nötig gewesen wäre.
»Mach dich nicht lächerlich!«, sagte die Rosa.
»Du kennst sie ja nicht! Du hast ja keine Ahnung«, sagte Nasti.
Die Rosa war hartnäckig. »Nasti-Schatz«, sagte sie, »du glaubst doch selber nicht, dass mehr als die Hälfte deiner Klasse blöd und idiotisch und gemein ist! Und nur du und ein paar andere – ihr habt die Gescheitheit und die Freundlichkeit mit dem Löffel gefressen! Ich hör es mir doch an, wenn du dich mit Tina triffst: Der Tommi ist ein Schwein! Die Gabriele schielt! Der Hubert ist ein Binkel, weil sein Vater reich ist! Die Johanna gehört zum Psychiater! Die Inge hat X-Beine! So redet ihr zwei! Was hat denn das mit den Terminprüfungen zu tun?«

»Nichts«, musste Nasti dann immer zugeben. Aber jedes Mal erklärte sie auch: »Es lässt sich nicht vermeiden, Rosa, dass man sich schimpft! Das kommt von selber!«
Und die Rosa sagte dann: »Man muss es aber vermeiden, sonst vergisst man doch ganz, was man eigentlich wollen hat!«
Nach einem Gespräch, das ähnlich verlaufen war wie das eben geschilderte, gingen Rosa und Nasti wieder einmal in Tinas Garten. Nasti zwängte sich durch das Zaunloch, die Rosa schob sich ächzend nach. Tina kam gerade durch die Hoftür und rief: »Nasti, eben hat mich der Hannes angerufen. Er hat sich mit dem Tommi im Park ein Spuck-Duell geliefert!«
»Na, siehst du«, flüsterte die Rosa, »was hab ich gesagt? Warum spuckt der Hannes? Was soll das? Wird euch das vielleicht einig machen?«
Nasti gab der Rosa keine Antwort. Erstens, weil ihr keine vernünftige Antwort einfiel, und zweitens, weil sie vor Tina auf der Hut sein musste. Tina hatte schon ein paar Mal gesagt: »Nasti, gib Acht auf dich! Du redest ja mit dir selber! Ich hab gedacht, das macht nur meine Großmutter, weil sie schon sehr verkalkt ist!«
Mitten im Garten, auf dem Kiesweg, zwischen dem Beet mit dem Schubkarrenzwerg und dem Beet mit den Rosensträuchern, stand eine alte Bauerntruhe. Sie hatte ein wunderschönes Rosenmuster aufgemalt und eine Jahreszahl. 1714 hieß die Jahreszahl. Im schmie-

deeisernen Schloss steckte ein großer, verzierter Schlüssel. Der Deckel der Truhe war aufgeklappt.
»Was ist denn das?«, fragte Nasti und stupste mit einer Schuhspitze gegen die Truhe.
»Mensch, Nasti, lass die Truhe in Frieden«, sagte Tina, »die ist angeblich wahnsinnig wertvoll! Ein Vermögen soll sie kosten!«
Tina erzählte Nasti, dass diese Truhe früher einmal einem Bauern im Innviertel gehört habe. Dann habe sie – vor ein paar Jahren – der Herr Dobrowolny aus dem dritten Stock gekauft. In seinem Vorzimmer sei die Truhe gestanden und die Frau Dobrowolny habe sie immer »unser Prunkstück« genannt. Nun aber sei den Dobrowolnys das Geld ausgegangen. Weil der Sohn vom Dobrowolny eine Unterschlagung begangen habe und der Vater Dobrowolny den Schaden wieder gutgemacht habe. Deshalb müssten die Dobrowolnys nun die uralte Truhe verkaufen. Es sei auch schon ein Herr da gewesen, irgend so ein stinkreicher Binkel, der habe die Truhe besichtigt und eine Anzahlung gegeben. Bloß mit dem Geruch der Truhe war der reiche Binkel nicht einverstanden. Die Truhe nämlich, die rieche nach Patschuli! Und der Patschuli-Geruch sei dem Binkel widerlich gewesen.
Nasti bückte sich zur Truhe und schnupperte. Die Truhe roch nach Mottenkugeln. Nach ganzen Schachteln voll Mottenkugeln. Wie eine Mottenkugelfabrik!
»Darum haben die Dobrowolnys die Truhe zum Lüf-

ten in den Garten gestellt«, sagte Tina. Und dicht an Nastis Ohr flüsterte die Rosa beglückt: »O Gott, o Gott, Patschuli! Mein allerliebster Lieblingsgeruch! Wie lang hab ich das schon nicht gerochen. Das ist ja ganz, ganz himmlisch!« Und bevor Nasti mit Tina zur Laube hinging, flüsterte die Rosa noch: »Ich leg mich ein bisschen in die Truhe hinein! Ich will im Patschuli baden! Falls ich einschlafen sollte, dann weck mich auf, wenn du heimgehst!«

»O.K.«, sagte Nasti.

»Was ist O.K.?«, fragte Tina.

Nasti log – das konnte sie mittlerweile schon recht gut –, dass sie den Patschuli-Geruch O.K. gefunden habe und gar nicht verstehe, warum der Käufer der Truhe gegen einen so guten Geruch sei.

Nasti und Tina waren kaum ein paar Minuten in der Laube drinnen und hatten kaum richtig über Tommi und die Tommi-Anhänger zu schimpfen angefangen, da rief die Mutter von Tina zum Küchenfenster raus: »Kinder, ofenfrische Buchteln sind da! Knusprig, dampfend und überhaupt sehr herrlich! Die Oma hat sie gemacht!«

Nasti liebte Buchteln über alles. Nastis Mama gelangen Buchteln nie. Die Buchteln der Mama wurden entweder steinhart oder hatten einen ungebackenen Teigkern oder sie waren zu süß oder sie wurden speckig.

»Mit Powidl gefüllt?«, fragte Nasti zum Fenster hinauf.

»Ungefüllt mit Vanillesoße!«, rief Tinas Mutter.

Da war Nasti nicht mehr zu halten. Buchteln mit Vanillesoße waren die allerhöchste Spitze des Essgenusses! Nasti rannte aus der Laube, quer durch den Garten, bei der Hoftür hinein und die Stiege hinauf. Tina keuchte hinter ihr her. Sie hatte zu Buchteln mit Vanillesoße eine ähnliche Einstellung wie Nasti.
Nasti und Tina mampften Buchteln und Vanillesoße, bis die Pfanne und die Soßenkanne leer waren, dann schnaufte Tina »Ufffff« und Nasti »Wuffff«, sie streckten die Beine von sich und legten die Hände auf ihre prallen Bäuche.
»Gehn wir wieder runter?«, fragte Tina.
»Ich kann mich kaum rühren«, sagte Nasti. »Ich bin voll wie ein Mutterschwein!«
»Ach, komm schon«, sagte Tina. Sie schaute in den Garten hinunter und sagte: »Jetzt ist die Truhe schon weg!«
»Gerade sind sie abgefahren«, sagte Tinas Mutter.
Nasti sprang auf und rannte zur Tür. Sie erklärte weder, warum sie es so eilig hatte, noch sagte sie »Auf Wiedersehen« oder »Vielen Dank für die Buchteln«. Sie galoppierte die Stiegen hinunter, ihr praller Bauch stöhnte bei jedem Schritt. Sie kam zum Haustor und sah einen himmelblauen Lieferwagen um die Ecke fahren.
Tina kam schnaufend hinter Nasti her. »Bist du vom wilden Eber gebissen?«, rief sie. »Was rennst du denn im Schweinsgalopp davon?«
Nasti war so elend zumute, dass sie sich nicht mehr be-

herrschen konnte. Sie schluchzte: »Ich glaube, sie haben meine Rosa Riedl mitgenommen!«
»Wer ist Rosa Riedl? Und wer hat sie mitgenommen?«, fragte Tina.
Nasti wischte sich ein paar Tränen von den Wangen, sah Tina ziemlich lang an und sprach dann: »Tina, ich muss jetzt nach Hause. Es ist sehr wichtig. Werde bitte nicht wieder bös und beleidigt! Wenn du echt meine Freundin sein willst, dann musst du das jetzt verstehen!«
»Was soll ich denn verstehen?«, fragte Tina. »Wenn du mir gar nichts sagst, dann kann ich doch nichts verstehen, oder?«
Nasti merkte, dass in Tinas Gesicht schon wieder ein beleidigter, böser Ausdruck war. Nasti musste an die Rosa Riedl denken und daran, dass die Rosa immer sagte: »Man muss versuchen, den anderen alles zu erklären! Man muss sich mit ihnen vertragen! Man muss sich um sie kümmern!«
Nasti kam ganz dicht an Tina heran. »Tina«, sagte sie leise, »Tina, bitte, es ist nicht leicht zu erklären. Du wirst das nicht verstehen. Darum kann ich dir nichts sagen.«
Tinas Gesicht wurde immer böser und immer beleidigter. Sie schüttelte den Kopf und sagte: »Du magst mich einfach nicht. Das weiß ich schon längst! Du spielst nur mit mir, wenn du nichts Besseres zu tun hast!« Tina schüttelte wieder den Kopf und da rutschte der Anhänger vom Schutzengelkettchen zwischen den Speck-

falten hervor. Nasti schaute auf den Anhänger, auf den pausbäckigen Engelkopf mit den Flügeln am Hals, und sagte: »Also gut, Tina! Du hast einen Schutzengel. Und ich habe ein Schutzgespenst. Das heißt Rosa Riedl. Und ich habe Angst, dass es in der Truhe von den Dobrowolnys drinnen ist!«

Tina starrte entsetzt. Nasti trat einen Schritt zurück. »Und wenn du einem einzigen Menschen auch nur ein Sterbenswort davon sagst, dann mag ich dich nimmer, verstehst du?«

Tina hob die rechte Hand und streckte den dicken Zeigefinger und den dicken Mittelfinger aus und sprach ergriffen: »Ich schwöre beim Augenlicht meiner ungeborenen Kinder, dass ich den Mund zu jedermann halte!«

Der Papa, die Mama und Nasti suchten den ganzen Abend lang nach der Rosa Riedl. Es wäre ja möglich gewesen, dass die Rosa rechtzeitig aufgewacht und aus der Truhe entschlüpft war. Der Papa, die Mama und Nasti schlichen durchs Haus und flüsterten: »Rosa! Rosa, melde dich!« Sie durchsuchten den Dachboden und sogar den Keller, und weil sie hofften, dass die Rosa vielleicht in einer Wohnung eingesperrt sein könnte, so klingelten sie an allen Wohnungstüren und verwickelten die Hausparteien in merkwürdige Gespräche, um der Rosa Gelegenheit zu geben, aus der Wohnung herauszukommen.

Die Mama klingelte beim Herrn Franz und fragte ihn,

ob er ihr vielleicht einen 8er-Schraubenschlüssel borgen könne.
Der Papa klingelte bei der »feinen« Dostal und fragte an, ob der Briefträger nicht etwa einen Erlagschein für ihn hinterlassen habe. Und als die feine Dostal nur »Noin!« sagte und die Tür wieder schließen wollte, da fragte der Papa schnell – und stellte dabei seinen Fuß zwischen Tür und Türschwelle –, ob es der Frau Dostal auch gut gehe, ob sie irgendwelche Wünsche habe und ob er etwas für sie tun könne. Die Frau Dostal war hinterher ganz ergriffen.
Nasti fragte bei der Frau Berger an, ob ihr Telefon auch gestört sei. Sie behauptete, das ihrige sei seit einer Stunde gestört. Sie zwang die Frau Berger – bei geöffneter Wohnungstür –, zum Telefon zu gehen und es auszuprobieren.
Dann gab es im Haus noch die Familie Specht und die Familie Horak. Bei denen klopfte der Papa an und erkundigte sich, ob vielleicht heute Nachmittag sein alter Onkel Adalbert vorgesprochen habe; der Onkel Adalbert nämlich sei aus dem Altersheim abgängig.
Die Rosa Riedl kam nicht zum Vorschein!
Der Papa, die Mama und Nasti kehrten deprimiert in die Wohnung zurück. Nasti schluchzte: »Ich hab's doch gleich gesagt! Sie ist in der Truhe drinnen! Sie ist eingeschlafen und die Möbelpacker haben den Deckel zugeschlagen!«
Die Mama hatte Tränen in den Augen, als sie sagte:

»Und sie hat doch so Angst vor engen Räumen, die Arme!«
»Wer weiß, wann der reiche Binkel die Truhe wieder aufmacht«, heulte Nasti.
»Vielleicht stellt er sie in den Keller und holt sie erst in ein paar Monaten heraus«, sagte die Mama.
Der Papa sprach ergriffen, aber entschlossen: »Ich schaffe die Rosa Riedl wieder her! Das gelobe ich!«

16. Kapitel,

in dem sich herausstellt, dass Tina als »wirkliche« Freundin doch zu brauchen ist, und Nasti mitten in der Nacht aktiv wird.

»Ganz schlau muss man die Sache angehen, aber schon ganz schlau!«, murmelte der Papa. »Zuerst ruf ich den Herrn Dobrowolny an und frag ihn, an wen er die Truhe verkauft hat.«
Der Papa holte das Telefonbuch.
»Der Dobrowolny wird sagen, das geht dich einen großen Schmarrn an«, sagte die Mama. »Der ist nämlich kein leutseliger Mensch, den kenn ich. Der ist verbittert, seit das mit seinem Sohn passiert ist.«
»Aber die Frau Dobrowolny ist nett«, meinte Nasti. »Die nimmt uns immer vor dem Herrn im ersten Stock in Schutz, wenn wir im Hof zu laut sind.«
Der Papa hatte die Telefonnummer vom Dobrowolny gefunden. Er setzte sich zum Telefon und zündete sich eine Zigarette an. Immer wenn der Papa etwas Wichtiges, aber Unangenehmes vorhatte, musste er rauchen. Nasti brachte ihm einen Aschenbecher und hielt dann ihren Zeigefinger dicht unter die Dobrowolny-Nummer im Telefonbuch; damit sich der Papa nicht verwählte. (Das hätte der Papa sowieso nicht getan, aber Nasti wollte wenigstens irgendwie behilflich sein.)
»Was sagst du ihm denn?«, fragte die Mama.

»Ich geb mich als ›Heimatmuseum Oberes Innviertel‹ aus und sage, ich interessiere mich für die Truhe. Und wenn er dann sagt, die hat er leider nimmer, dann sage ich, dass das sehr entsetzlich ist, weil wir die Truhe für unser Archiv fotografieren wollten, und dann wird er mir den neuen Besitzer schon sagen!«
Die Idee vom Papa war sicher gut. Bloß, bei den Dobrowolnys war niemand zu Hause. Der Papa versuchte es alle zehn Minuten und ließ es zehnmal klingeln. Beschwörend murmelte er dauernd: »Einmal müssen sie doch heimkommen! Einmal müssen sie doch heimkommen ...«
»Sicher«, sagte die Mama. »Aber um Mitternacht kannst du nicht das Heimatmuseum sein! Für ein Heimatmuseum bist du ohnehin schon reichlich spät dran! So viel Arbeitseifer, dass sie Überstunden machen, haben die dort auch nicht!«
Gerade als der Papa wieder die Dobrowolny-Nummer versuchen wollte, klingelte das Telefon. Der Papa hob ab, sagte »Sommer« und gab Nasti den Hörer. »Die Tina ist dran!« (Es kam nur sehr selten vor, dass Tina bei Nasti anrief. So spät am Abend hatte sie überhaupt noch nicht angerufen.)
»Ja, was ist?«, fragte Nasti.
»Du, Nasti ...«, Tina sprach zögernd, »sag, Nasti ...«
»Ja?«
»Was du mir heute Nachmittag gesagt hast, war das ernst?«

»Ja!« Nasti ärgerte sich. Hätte sie doch bloß den Mund gehalten!
»Hast mich nicht aufgezogen?« Nasti ärgerte sich noch mehr. Diese Tina war doch ein blödes Stück! Kapierte nichts, störte nur, fragte blöd und blockierte die Telefonleitung mit ihrer dummen Fragerei.
»Wenn das wirklich ernst gemeint war, Nasti, dann wollt ich dir nur sagen, dass ich weiß, wo die Truhe ist …«
»Echt?«
»Ja – aber machst du dir wirklich keinen Spaß mit mir, ich meine …«
»So red doch schon …«, brüllte Nasti ins Telefon.
»Das ist so«, sagte Tina, »mir ist eingefallen, dass ich gestern am Gang den Herrn Dobrowolny mit dem Herrn Schestak reden gehört habe.«
»Und?« Nasti zappelte ungeduldig.
»Die haben von einer ›Fuhre‹ geredet. Der Herr Schestak hat doch einen Lieferwagen. Und der macht doch so Transporte. Und der Schestak wollte wissen, ob ihm der Herr Dobrowolny die Fuhre bezahlt.«
Nasti steckte zwei Finger in den Mund.
»Und da hat der Dobrowolny gesagt, nein, er bezahlt die Fuhre nicht, die Fuhre wird der Ingenieur Filzmeier bezahlen, bei der Lieferung.«
Nasti biss an den Fingernägeln. Die Mama sagte: »Nasti, mach rasch! Wir wollen den Dobrowolny wieder probieren!«
Nasti nahm die Finger aus dem Mund und deutete der

Mama, still zu sein. In den Hörer rief sie: »So erzähl doch schon weiter!«

»Na, und da ist mir eben, wie du weg warst, eingefallen, dass der Dobrowolny doch nichts anderes zu transportieren gehabt hat als die Truhe. Und da bin ich zum Schestak-Pepi und hab ihn gefragt, ob sein Papa die Truhe weggefahren hat. Der Schestak hat die Truhe gefahren! Und der Pepi war sogar mit! Er hat mir erzählt, sie sind ziemlich weit gefahren, und das Haus, wo die Truhe hingekommen ist, war eine Villa mit einem Garten. Dort war ein Schäferhund, der hat Ludwig geheißen, und Silbertannen waren dort und eine Haushälterin mit Namen Frau Berta. Mehr hab ich aus dem Pepi nicht herausbekommen, weil der Pepi ja ein Depp ist und auf Straßennamen nicht Acht gibt.«

»Kannst du nicht den Herrn Schestak fragen?«

»Der ist mit dem Dobrowolny im Wirtshaus«, sagte Tina, »aber das ist nicht mehr nötig. Ich hab mir nämlich das Telefonbuch genommen und den Stadtplan dazu. Es gibt acht Ingenieure Filzmeier, aber nur drei wohnen in einer Gegend, wo es Villen mit Gärten gibt. Ich hab zuerst den Filzmeier in Grinzing angerufen ...«

»Was hast du denn gesagt?«, fragte Nasti erschrocken.

»Ob ich die Frau Berta, die Haushälterin, sprechen kann, hab ich gefragt. Aber die Dame, die am Telefon war, hat gesagt, leider hat sie keine Haushälterin. Da hab ich den Filzmeier in Neuwaldegg angerufen. Zuerst hab ich auch nach der Frau Berta gefragt, da hat der Mann, der am Telefon war, gesagt, die Frau Berta ist schon heimgegangen. Weil ich sichergehen wollte, dass alles stimmt, habe ich gesagt, ich rufe nämlich wegen dem Hund an. Ich hab getan, als ob ich gleich nebenan wohnen würde. Mir ist ein Hund in den Garten zugelaufen, hab ich gesagt, und der Hund kommt mir wie der Filzmeier-Hund vor. Da hat der Mann ›Ludwig, Ludwig‹ gerufen und gepfiffen. Wahrscheinlich zum Fenster hinaus. Und dann hat er zu mir gesagt, er bedankt sich recht schön, aber sein Ludwig ist Gott sei Dank im Garten. Er kann ihn vom Fenster aus sehen! – Nasti, das muss der Richtige sein!«

»Tina, das war wahnsinnig nett von dir!« Nasti war wirklich gerührt. Sie nahm sich vor, nie mehr gemein zu Tina zu sein. Nicht einmal mehr bös über sie denken wollte sie.

»Gern geschehen, Nasti«, sagte Tina. Der Stimme war anzumerken, wie stolz Tina auf ihre Leistung war. »Also pass auf: Der richtige Filzmeier heißt mit Vornamen Konstantin und wohnt Promenadenweg 43.«

Nasti angelte nach einem Bleistift und einem Zettel. Sie notierte: Konstantin Filzmeier, Promenadenweg 43, Tel. 69 29 44.

Tina sagte: »So, und jetzt mach ich Schluss. Wenn meine Mama aus dem Bad kommt und sieht, dass ich noch immer telefoniere, kriegt sie einen Schreikrampf! Unsere Telefonrechnung ist nämlich immer zu hoch!«

»Danke, Tina«, sagte Nasti.

Aber Tina hatte bereits aufgelegt.
Nasti schob den Zettel zur Mama und zum Papa hin. »Dort ist die Truhe. Unter Garantie! Tina hat das herausgekriegt!«
»Hast du ihr von der Rosa erzählt?«, wollte die Mama wissen.
»Nur, dass es sie gibt und dass sie in der Truhe ist!«
»Sie wird jetzt aber mehr wissen wollen«, meinte der Papa.
»Ganz sicher!«, sagte die Mama. Und fügte dann hinzu: »Aber soviel ich weiß, gefällt die Tina der Rosa. Die Rosa wird nichts dagegen haben.«
»Ich mag aber nicht«, rief Nasti. »Die Rosa ist mein Schutzgespenst! Jetzt habt ihr zwei schon was von ihr, und wenn die Tina auch noch dazukommt, ist mir das zu viel! Die hat ohnehin ihren Schutzengel!«
»Egozentrisches Einzelkind«, murmelte der Papa. Er nahm den Zettel mit der Filzmeier-Adresse. »Und was tun wir jetzt?«, fragte er.
»Na, anrufen«, sagte Nasti.
»Und was sagen wir ihm?«
Über eine Stunde hockten der Papa und die Mama und Nasti beieinander und erfanden Gründe, die den Ingenieur Filzmeier zum sofortigen Öffnen der Truhe bewegen sollten. Doch sooft einer von ihnen einen Schwindel-Grund gefunden hatte, riefen die anderen zwei: »Lächerlich!«
Dann war es fast Mitternacht. Der Papa gähnte, die

Mama gähnte, und Nasti, an die Schulter der Mama gelehnt, war fast schon eingeschlafen.
»Es bringt nichts mehr«, sagte der Papa. »Es ist sinnlos!«
»Verschieben wir's auf morgen«, sagte die Mama. »Der frühe Morgen ist meine beste Denkzeit!«
Nasti sagte gar nichts. Sie rieb sich die müden, brennenden Augen, stolperte in ihr Zimmer und plumpste aufs Bett. »Nasti, ausziehen nicht vergessen«, rief die Mama vom Vorzimmer her.
»Jaja«, murmelte Nasti. Sie knöpfte die Jeans auf und zog sie über den Popo herunter. Das rechte Bein zog sie auch noch aus der Hose, dann sank sie erschöpft nach hinten und schlief ein. Lang schlief sie nicht. Und gut schlief sie auch nicht. Wer quer im Bett liegt, mit hängenden Beinen, an denen eine Jeans baumelt, und ganz ohne Decke, der hat keinen friedlichen Schlaf.
Nasti erwachte fröstelnd. Der Kopf tat ihr weh und in den Beinen kribbelte es. Nasti knipste die Nachttischlampe an. Der Wecker zeigte auf ein Uhr und acht Minuten. Nasti zog die Jeans vom linken Bein, legte sich der Länge nach ins Bett und deckte sich zu. Es gelang ihr aber nicht mehr einzuschlafen. Sie musste an Rosa denken. Die lag jetzt in die Truhe gezwängt und hatte ihre schreckliche, panische Angst. Richtig spüren konnte Nasti diese Angst.
Nasti dachte an die Angst, die sie früher gehabt hatte, an den elternlosen Abenden. Nasti sagte sich: Aber

der Papa und die Mama sind spätestens um Mitternacht heimgekommen. Mehr als vier, fünf Stunden Angst hab ich nie haben müssen! Die Rosa hatte nun schon seit gestern Nachmittag Angst! So lange Angst zu haben war doch nicht auszuhalten. Daran musste man sterben! Und wenn man nicht mehr sterben konnte, dann musste man davon wahnsinnig werden!
Die Rosa durfte nicht wahnsinnig werden. Nasti setzte sich im Bett auf. Sie steckte – bis auf die Daumen – alle Finger in den Mund und biss an den Nägeln. Und plötzlich hatte sie einen Einfall. »Rosa, ich probier's«, murmelte sie.
Nasti schlich aus ihrem Zimmer. Ins Vorzimmer hinaus. Die Tür zum Schlafzimmer der Eltern stand offen. Nasti machte sie leise zu und ging ins Wohnzimmer. Sie knipste das Licht an und schloss auch die Wohnzimmertür. Sie brauchte keine Zuhörer! Der Zettel mit der Filzmeier-Nummer lag noch neben dem Telefon. Nasti nahm den Hörer vom Telefon und wickelte das seidene Halstuch der Mama, das am Boden lag, wie einen Verband um den Hörer. (Sie hatte einmal gehört, Stoff vor der Sprechmuschel verändert die Stimme.) Dann wählte Nasti.
Siebzehnmal klingelte es, bis sich eine verschlafene Stimme meldete: »Filzmeier! Hallo! Hallo! – Filzmeier!« Nasti konnte vor Aufregung nicht sprechen. »Filzmeier! Hallo!« Nun war die Stimme nicht mehr so verschlafen. Nasti versuchte ihrer Stimme einen erwachsenen, bedrohlichen Klang zu geben.

»Herr Filzmeier, Sie haben heute eine Truhe gekauft ...«
»Ich versteh überhaupt nichts«, brüllte der Filzmeier. »Reden Sie lauter! Ich verstehe Sie nicht!«
Der Verband um den Hörer musste doch zu dick sein! Nasti wickelte ihn hastig ab und begann noch einmal: »Herr Filzmeier! Gehen Sie sofort die Truhe öffnen!«
»Was soll ich?«
»Öffnen Sie die Truhe, sonst gibt es ein Unglück!«
»Wer spricht denn da?«
»Das tut nichts zur Sache«, sagte Nasti so dumpf und bedrohlich, wie es ihr nur möglich war. »Öffnen Sie die Truhe oder es passiert was!«
Am anderen Ende der Leitung war es einen Augenblick still, dann sagte der Filzmeier: »Sag einmal, bist du ein Kind?«
»Kinder schlafen zu dieser Zeit«, belehrte Nasti den Filzmeier und drängte: »So gehen Sie doch schon! Machen Sie endlich die Truhe auf!«
Wieder war es einen Augenblick still, dann sagte der Filzmeier etwas sehr Ordinäres. Nicht einmal die Rosa Riedl hätte das in einem Aufsatz verwendet! Und dann legte er auf.
Nastis Herz klopfte unheimlich laut. Sie zitterte ein bisschen. Aber dann wählte sie doch wieder. Diesmal klingelte es bloß zehnmal, bis der Filzmeier brüllte: »Sind Sie das schon wieder? Lassen Sie mich doch schlafen!«
»Erst müssen Sie die Truhe aufmachen!«

Der Filzmeier sagte wieder das schrecklich Ordinäre und legte auf.
Beim dritten Mal zitterte Nasti gar nicht mehr und ihr Herz klopfte auch nicht mehr laut. Und der Filzmeier war schon nach viermal Klingeln zur Stelle.
»Haben Sie die Truhe schon aufgemacht?« Zu mehr kam Nasti nicht. Der Filzmeier rief den ordinären Satz und legte auf.
Siebenmal noch fragte Nasti beim Filzmeier an, ob der Truhendeckel nun endlich offen sei. Sechsmal hörte sie den abscheulichen Satz. Zweimal gebrüllt, zweimal geröhrt und zweimal gestöhnt. Beim siebenten Mal flüsterte der Filzmeier: »Ja, ja, ich geh ja schon den verdammten Deckel aufmachen! Auch wenn dann das ganze Haus nach Patschuli stinkt! Aber lassen Sie mich endlich schlafen!«
Nasti war so müde und so erschöpft, dass sie beschloss, dem Filzmeier aufs Wort zu glauben. Sie wankte ins Bett und schlief sofort ein. Und am Morgen, als sie aufwachte, erinnerte sie sich an alles genau. Aber sie hielt alles für einen Traum. Sie dachte: So etwas würde ich mich in Wirklichkeit nie trauen! Dazu bin ich viel zu feige! So etwas wage ich bloß im Traum!

17. Kapitel,

in dem ein Fotograf und eine Trachtenpuppe einen ziemlich sinnlosen Erfolg verbuchen.

Der Papa kam an diesem Morgen zu Nasti ins Kinderzimmer. Er sah grimmig entschlossen aus. »Anastasia«, sprach er (Nasti konnte sich nicht entsinnen, vom Papa je mit vollem Vornamen angesprochen worden zu sein), »Anastasia«, sprach der Papa also, »findest du es richtig, dass wir im Interesse der Rosa Riedl Unerlaubtes tun?«

»Was denn?«, fragte Nasti.

»Ich habe keine Ahnung, wie dieses Delikt heißt! Vielleicht Vortäuschung und Anmaßung eines fremden Berufes oder Eindringen unter Vorspiegelung falscher Sachlagen! Was weiß denn ich!« Und dann erklärte der Papa, dass es ihm ganz unmöglich sei, den Filzmeier einfach zu bitten, die Truhe zu öffnen. »Der hält mich für wahnsinnig und ruft die Rettung an!« Darum hatte der Papa beschlossen, bei seiner Anfangsidee vom Heimatmuseum zu bleiben. Er wollte den Filzmeier ersuchen, für das Museumsarchiv ein Foto machen zu dürfen.

»Was meint die Mama?«

»Die Mama holt gerade die Superkamera vom Fredi!« (Der Fredi war der Freund vom Papa und ein Fotonarr. Er steckte sein ganzes Geld in irre Fotoausrüstungen.)

»Ich gehe mit«, sagte Nasti. »Die Rosa wird mich brauchen! Ich muss sie trösten. Du kannst nicht gut trösten!« Der Papa war dagegen. »Erstens musst du in die Schule ...«
Nasti unterbrach ihn: »Du müsstest auch ins Ministerium!«
»Aber zweitens kommt kein normaler Fotograf mit Kind!«
»Ich zieh das blöde Trachtendirndl an, das mir die Tante Erika geschenkt hat«, rief Nasti, »und du sagst, ich gehöre mit auf das Bild, damit die Truhe besser zur Geltung kommt!«
Der Papa wollte noch immer nicht. »Kein Schwein macht ein Archivfoto mit Kind!« Doch Nasti war schon aus dem Zimmer draußen, und als sie wiederkam, hatte sie das wadenlange Original-Trachtendirndl an. »Und jetzt mach ich mir noch einen Knödel aus den Haaren«, rief sie und verschwand wieder.
Als die Mama mit der Kamera vom Fredi kam, war Nasti fix und fertig. Wie ein Bilderbuch-Bauernmädchen sah sie aus. Der Papa bat die Mama: »Schatz, red dem Kind das Mitfahren aus!«
»Warum denn? Sie schaut doch prächtig aus!«
Damit war die Sache entschieden.
»Aber sag, Berti«, meinte die Mama, »willst du dich nicht telefonisch anmelden? Das macht man doch. Kein Fotograf taucht da unangemeldet auf, Berti!«
Der Papa marschierte nervös im Vorzimmer auf und

ab. »Natürlich weiß ich das! Ich bin ja kein Depp!«, rief er gereizt. »Aber was mach ich denn, wenn er am Telefon sagt, er lässt seine Truhe nicht fotografieren? Dann kann ich doch überhaupt nicht mehr hin! Oder wenn er zusagt und gleich hinterher das Heimatmuseum rückruft? Solche misstrauischen Menschen gibt es!«

»Kann er doch nicht«, sagte die Mama gelassen, »ein ›Heimatmuseum Oberes Innviertel‹ existiert doch gar nicht!«

»Eben!«, sagte der Papa und hängte sich die Kamera um den Hals. »Die Überraschungstaktik ist die einzig mögliche! Komm, Nasti!«

»Viel Glück«, sagte die Mama. »Und lasst mir die Rosa, wenn ihr sie habt, nicht mehr aus den Augen!«

Die Mama sagte das so zuversichtlich, als gäbe es gar keinen Zweifel an der baldigen Heimkehr der Rosa Riedl. (Die Mama konnte manchmal eine recht gute Schauspielerin sein.)

»Kannst du mit der Kamera überhaupt fotografieren?«, fragte Nasti, als sie zum Promenadenweg hinauffuhren.

»Ich kann es klicken lassen«, sagte der Papa, »was hinterher auf dem Film drauf ist, ist ja Wurscht!«

»Hast du eigentlich Angst, Papa?«

»Das weiß ich nicht«, sagte der Papa. »Seit ich die Existenz der Rosa Riedl zur Kenntnis genommen habe, habe ich weder meinen Verstand noch meine Gefühle unter Kontrolle!« Und leise sagte er noch: »Sonst wür-

de ich mich ja wohl nicht auf diese vertrottelte Maskerade einlassen!«
Nasti erkannte die Filzmeier-Villa sofort. Die Silbertannen waren da, der Hund Ludwig streckte seine Schnauze zwischen den Gitterstäben des Zauns durch.
»Heller Wahnsinn, was ich da vorhabe«, murmelte der Papa beim Aussteigen. Es sah so aus, als ob er wieder in den Wagen und nach Hause zurückwollte, darum rief Nasti: »So komm doch! Jede Sekunde in der Kiste ist für die Rosa eine Qual!«
»O.K.« Der Papa nahm Nasti an der Hand und ging mit ihr auf die Gartentür zu. Da bemerkte er die große Hundeschnauze zwischen den Gitterstäben. Hoffnungsvoll sagte er: »Du, Nasti, wir können doch nicht hinein! Das ist ja ein Riesenhund! Der ist dir nicht zuzumuten!«
»Die Rosa hat mir die Hundeangst genommen, Papa!« Nasti öffnete das Gartentor.
»Sie hat dir tatsächlich die Hundeangst genommen?« Nasti nickte. Der Papa sagte, genauso entschlossen und grimmig zu allem bereit wie am Morgen in Nastis Zimmer: »Gut! Gehen wir es an!« Für jemanden, der seiner Tochter die furchtbare Hundeangst genommen hatte, musste man alles riskieren! Viel mehr noch als »Berufsanmaßung und vorgespiegelter Hausfriedensbruch mit Einschleichfotografie« – oder wie immer das hieß, was er gerade zu tun beabsichtigte.
Der Hund kam angewedelt, als Nasti und der Papa auf das Haus zugingen. Er schnüffelte ein bisschen an ih-

ren Beinen herum und lief dann wieder weg. Der Papa wollte an der Haustür klingeln, Nasti flüsterte: »Sie ist bloß angelehnt!« Der Papa drückte die Tür auf. Vor ihnen war ein riesiger Raum – Halle nennt man so etwas meistens –, in dem gigantisch viele grüne Stauden herumstanden: Gummibäume und Palmen und Oleander und riesige Kakteen. Und dann entdeckten sie zwischen den grünen Stauden einen dicken, rotblau karierten Hintern. Der gehörte zu einer knieenden Frau, die den Boden zwischen den Stauden säuberte. Nasti und der Papa gingen auf den karierten Hintern zu. »Entschuldigen Sie, bitte ...«, sagte der Papa und machte einen artigen Diener zum Hintern hin. Nasti freute sich, dass die Stimme vom Papa fest und ganz normal klang. Der Hintern kam im Rückwärtsgang zwischen den Stauden hervor, dann richtete sich die Frau auf und drehte sich um. Das muss die Berta sein, dachte Nasti.
Der Papa sagte: »Doktor Winter vom Heimatmuseum Oberes Innviertel! Ist Ingenieur Filzmeier zugegen? Es geht mir um seine Truhe. Wir haben uns mit Herrn Dobrowolny in Verbindung gesetzt ...« Der Papa redete hurtig und fehlerfrei drauflos. Er hätte ruhig stottern und stammeln können. Die Frau hörte ihm gar nicht zu. Sie schaute verzückt Nasti an und rief: »So ein liebes Maderl! – So ein goldiges Menscherl! – So ein herziges Pupperl! – Na, so was! Wie aus dem Trachtenpuppengeschäft! – Nein, ist das Pupperl lieb!« Sie konnte sich kaum beruhigen. Der Papa drängte

Nasti nach hinten und stellte sich vor sie. Da nahm die Frau endlich auch vom Papa Notiz. »Was haben S' gesagt?«, fragte sie. »Wegen der Truhe sind Sie da? Fotografieren wollen S' die Truhe? Mit dem goldigen Menscherl daneben! Ja, das wird ein schönes Bild werden! So ein herziges Pupperl!«
»Wo ist denn das gute Stück?«, fragte der Papa. Er sah eine Chance, die ganze Angelegenheit zu erledigen, ohne dem Ingenieur Filzmeier begegnen zu müssen.
»Der Herr Ingenieur schlaft noch«, sagte die Frau. »Er hat eine furchtbare Nacht gehabt! Kein Aug hat er zugemacht, hat er mir heut in der Früh gesagt. Und dann ist er wieder ins Bett gegangen.«
»Wir müssen den Herrn Ingenieur ja nicht stören«, sagte der Papa, »es dauert ja nur eine halbe Minute. Wo ist die Truhe denn?«
Die Frau deutete zu einer Tür am anderen Ende der großen Staudenhalle. Nasti lief auf die Tür zu. Ihr war plötzlich alles ganz egal! Nur mehr die Rosa war wichtig! Nasti riss die Tür auf. Da stand die Truhe. Der Deckel war offen. »Rosa«, rief Nasti. »Rosa? Bist du noch da?«
Im Zimmer mit der Truhe blieb es still. Aber draußen in der Staudenhalle wurde es laut. Eine Stimme, die Nasti aus dem Traum der letzten Nacht kannte, rief: »Was ist denn los, Frau Berta! Ich hab Ihnen doch gesagt, dass ich noch schlafen will! Wer ist denn da?«
»Das Heimatmuseum mit einem goldigen Pupperl!«,

hörte Nasti die Frau Berta sagen. »Die Truhe soll fotografiert werden, Herr Ingenieur!«
»Machen Sie mich bloß nicht wahnsinnig!«, brüllte die Traumstimme. Schritte waren jetzt auch zu hören, und die Traumstimme brüllte nicht mehr, sondern klagte: »Was ist denn schon wieder mit der verdammten Truhe? Soll ich etwa schon wieder den verdammten Deckel aufmachen? So reden Sie schon, Mann Gottes!«
Dem Papa hatte es anscheinend die Sprache verschlagen. Nasti verließ das Zimmer mit der offenen, leeren Truhe, kehrte in die Halle zurück, verkroch sich aber hinter dem nächstbesten Grünzeug.
Der Papa hatte die Sprache wieder gefunden. »Doktor Winter vom Heimatmuseum Oberes Innviertel«, sagte er und machte wieder einen Diener. »Herr Dobrowolny hat mich an Sie verwiesen! Es geht um ein Archivfoto Ihrer Truhe! Wir sind dabei, ein lückenloses Archiv anzulegen!«
Der Ingenieur Filzmeier war klein und dick und glatzig und hatte einen gelb-rosa gestreiften, glänzenden Pyjama an.
»Von mir aus«, rief er, »nehmen Sie die Kiste überhaupt mit! Ich mag sie nicht mehr! Zehnmal in der Nacht hat mich eine Idiotin angerufen und bedroht, dass ein Unglück passiert, wenn ich den Deckel nicht aufmache! Und mein Sohn hat auch durchgedreht! Bis Mitternacht hat er geheult, weil die Truhe angeblich gewimmert hat!«

Der Filzmeier ließ sich auf ein kleines Stockerl plumpsen, gähnte, fuhr sich über die Glatze und wandte sich an die Frau Berta: »Stellen Sie sich das vor! Bis Mitternacht tröste ich den kleinen Kerl und red ihm aus, dass eine Truhe nicht stöhnen kann, höchstens knarren, und kaum hab ich den kleinen Kerl beruhigt und er schläft ein und ich will auch ins Bett, da klingelt das Telefon! Und die Idiotin gibt und gibt keine Ruhe, bis ich geh und den verdammten Truhendeckel aufmach!«

»Ein Wahnsinn!«, sprach die Frau Berta tief erschüttert.

»Und dann hab ich vor Ärger natürlich Sodbrennen und find die Tabletten nicht …«

»Im Allibert links unten …«, warf die Frau Berta ein.

Der Filzmeier nickte zustimmend. »Und wie ich die Tabletten dann endlich hab und das Sodbrennen auch aufgehört hat, da ist der Bub schon wieder aufgewacht und kommt schreiend zu mir und behauptet, im Haus geistert wer herum. Seine Tür ist angeblich aufgegangen und jemand hat gesagt: ›Schlaf nur weiter!‹ Und dann ist die Tür wieder zugegangen!«

»Der Andi ist doch sonst nicht so!« Die Frau Berta schüttelte den Kopf.

Der Filzmeier stützte seine Ellbogen auf den Knien ab und legte den Kopf in die Handflächen. »Und dann beruhige ich den Andi wieder und er schläft in meinem Bett ein und ich sitz daneben und fühl mich wie eine Leiche!«

»Sie Armer!«, sagte die Frau Berta.
Der Filzmeier richtete sich wieder auf, starrte den Papa an, gähnte und sprach: »Und Sie, was wollen Sie von der Truhe? Entschuldigen Sie, ich hab das zuerst nicht richtig mitgekriegt! Ich war zu verschlafen! Was haben Sie gesagt, Herr Doktor – äh – Herr Doktor – ähh!«
»Winter«, half ihm der Papa aus und wiederholte sein Sprüchlein vom Heimatmuseum und vom lückenlosen Archiv.
Man soll nicht hochmütig sein und andere Leute, bloß weil sie verschlafen und deprimiert sind, für einfältige, naive Wesen halten! Der Filzmeier gähnte noch einmal, stand dann auf, rieb sich die Augen und fragte: »Die Truhe wollen Sie für ein Museum fotografieren?«
»Jawohl«, sagte der Papa.
»Die Truhe, die ich gestern dem Dobrowolny abgekauft habe?«, vergewisserte sich der Filzmeier.
»Jawohl«, sagte der Papa.
»Und da irren Sie sich nicht?« Der Filzmeier bekam schmale Augen und die sahen gar nicht mehr verschlafen aus.
»Aber nein!«, sagte der Vater.
»Und ein Mäderl, ein goldiges Pupperl hat er auch mit«, rief die Frau Berta. »Wo ist die denn bloß hingekommen? So ein liebes Menscherl!«
»Sie, Herr«, sagte der Filzmeier leise, aber bestimmt, »Sie, Herr Doktor Herbst-Winter-Sommer oder wie Sie heißen! Nun sag ich Ihnen einmal was! Die Truhe vom

Dobrowolny hab ich für den Andi gekauft! Das ist mein Sohn! Weil er sie sich gewünscht hat! Die Truhe ist nicht älter als vierzig Jahre und ein Ungeheuer, das nach Patschuli stinkt! Verstehen Sie! Irgendein Hobby-Handwerker hat sie gemacht! Und genau sechshundert Schilling hab ich dem Dobrowolny dafür gegeben! – Ich frage Sie, Herr Doktor Herbst-Sommer-Winter! Ich frage Sie, was will das Heimatmuseum von so einer Truhe?«

Der Papa wurde ganz blass im Gesicht. Antwort fiel ihm keine ein. Der Filzmeier holte tief Luft, und als er genug Luft zum Ganz-laut-Brüllen hatte, da brüllte er: »Hinaus mit Ihnen! Nichts wie hinaus! Wer immer Sie sind! Und was immer Sie wollen! Sonst bring ich Sie um! Verstanden?«

»Nasti«, schrie der Papa. »Nasti, herkommen! Nasti!«

Nasti kam hinter dem Grünzeug hervor und lief zum Papa hin. Der Papa packte sie an der Hand und rannte mit ihr zur Tür hinaus. So schnell er konnte, und das war wesentlich schneller, als Nasti konnte. Sie stolperte, der Papa zog sie hoch und schleppte sie weiter.

Den Hund Ludwig interessierte das alles mächtig. Er bellte und fletschte die Zähne und jagte hinter den beiden den Kiesweg zum Gartentor entlang. Knapp bevor der Hund Ludwig an Nastis Beinen war, erreichten sie das Gartentor, schlüpften hinaus und warfen es hinter sich zu.

Sie sprangen ins Auto. Der Papa startete. Bei der Tür

der Villa stand der Filzmeier und schüttelte drohend die geballte Faust. Und der Hund Ludwig sprang am Zaun hoch und bellte abscheulich.

Der Wagen sprang an. Der Papa fuhr den Promenadenweg hinunter. »Geb's der Himmel«, keuchte er, »dass mich dieser Mensch nie mehr im Leben sieht!«

Nasti sagte: »Papa, die Truhe war offen! Und die Rosa war weg!«

Nasti sagte: »Ich habe den Filzmeier in der Nacht angerufen. Ich wollte es nicht verschweigen, aber ich dachte in der Früh, ich hätte alles nur geträumt!«

Nasti sagte: »Und jetzt irrt die arme Rosa irgendwo auf ihren alten Plattfüßen umher!«

Nasti sagte: »Und sie wird nicht nach Hause finden!«

Der Papa sagte: »Alles ist möglich! Ich weiß nun auch keinen Rat mehr! Wir können bloß noch hoffen und abwarten!«

Nasti beschloss, nicht in der Schule, sondern zu Hause abzuwarten. Jetzt in die Schule zu gehen, dazu noch in einem Original-Trachtendirndl und mit einem Knödel auf dem Kopf, erschien ihr unmöglich.

»Na schön«, murmelte der Papa. »Wenn schon alles durcheinander gekommen ist, dann müssen wir wohl auf die Schulpflicht auch keine Rücksicht mehr nehmen!« Er fuhr nach Hause, ließ Nasti aussteigen. »Grüß die Mama!«, trug er ihr auf und fuhr dann ins Ministerium.

Die Mama musste hinter der Wohnungstür gewartet

haben. Bevor Nasti noch die Klinke in die Hand nehmen konnte, war die Tür schon offen.
Die Mama schaute auf Nasti, schaute die Stiege hinunter, sah, dass der Papa nicht da war, und fragte: »Nichts?«
»Nichts!«, sagte Nasti. »Absolut nichts!«
»Dann geh zu Bett, Kind«, sagte die Mama mitfühlend.
Nasti ging zu Bett. Erst als sie gut zugedeckt, mit zwei Polstern unter dem Kopf und der streichelnden Hand der Mama auf der Wange, im Bett lag, fing sie zu weinen an.

18. Kapitel,

in dem die Geschichte von der Rosa Riedl zu Ende geht und ungeklärt bleibt, ob das ein gutes Ende ist.

Nasti weinte zwei Stunden und schlief zwei Stunden und wurde dann von der schrillen Türglocke munter. Vielleicht hat die Rosa heimgefunden, dachte sie. Aber nicht die Rosa war gekommen, sondern Tina, um zu fragen, ob Nasti krank sei.
»Sie fühlt sich nicht gut«, sagte die Mama zu Tina, »heitere sie ein bisschen auf!«
Tina ging zu Nasti ins Zimmer und setzte sich in den Schaukelstuhl. »Hast du was unternommen?«, fragte sie.
»Wir waren beim Filzmeier!« Nasti hatte schon wieder Tränen in den Augen. »Die Truhe war offen und die Rosa weg.«
»Dann kommt sie sicher bald! So ein Gespenst fliegt doch einfach her!«
»Die Rosa doch nicht!«, rief Nasti. »Die muss auf ihren alten Plattfüßen herumlatschen, und weil sie keiner sieht, treten alle auf ihr herum!«
Tina schaute erstaunt. Nasti zögerte noch ein bisschen, dann sagte sie: »Gut, du bist meine wirkliche, echte Freundin, das habe ich gemerkt!« Tinas Doppelkinn bebte vor Freude und Nasti erzählte Tina alles über die Rosa. Von Tinas erhobenem Arm mit den roten

Druckstellen angefangen über das Patschuli-Bad in der Truhe bis zum Wutanfall vom Herrn Filzmeier.
Tina meinte nachher, Nasti solle sich um Himmels willen doch beruhigen. »Sterben kann sie ja nicht mehr, irgendwann einmal findet sie schon zurück!«
»Aber ihre Angst! Die Angst, die sie gehabt hat! Und die Plattfüße dazu!«
Von Angst verstand Tina nun ja überhaupt nichts, aber Plattfüße hatte sie selber, und deshalb wusste sie genau, dass man auch auf Plattfüßen ordentliche Wegstrecken zurücklegen kann. Aber sie wollte nicht herzlos erscheinen und um gar nichts in der Welt wollte sie Nastis plötzliche Zuneigung verlieren. Darum murmelte sie möglichst ergriffen: »Arme Rosa, arme Rosa!«
Vom nächsten Tag an versuchten der Papa, die Mama und Nasti wieder ein ganz normales Leben zu führen. Sie erwähnten die Rosa nicht mehr. Nasti ging zur Schule, kam nach Hause, machte Aufgaben, ging zu Tina in den Garten, sah fern, las, putzte Zähne und ging schlafen.
Trotzdem war das Leben der Sommers überhaupt nicht normal. Saßen sie zusammen und war da irgendwo nur das geringste Geräusch, hielten sie den Atem an, bis sie dann kapierten, dass da bloß die Berger einen Nagel eingeschlagen oder die Dostal die Tür zugeschmissen hatte. Und jeden Abend kurz nach einundzwanzig Uhr schlich der Papa zum Haustor hinunter und sperrte die Tür, die der Herr Horak vor ein paar Minuten versperrt hatte, wieder auf. Und die Mama spreizte

ein Staberl in das Scharnier vom Abstellkammerlfenster, damit es nicht aus Versehen zufallen konnte. Und jeden Morgen gingen alle drei leise flüsternd durch die Wohnung. »Rosa, Rosa«, flüsterten sie. Die Mama lief jeden Tag dreimal aufs Dach, um »nach der Wäsche zu sehen«. Der Papa setzte sich auf keinen Stuhl, ohne vorher die Sitzfläche abgetastet zu haben. Nasti öffnete unentwegt alle Schranktüren, um »dem Stoff etwas Luft zukommen zu lassen«.
Als die Rosa Riedl über eine Woche abgängig war, verwandelte sich der wilde Schmerz in Nasti zu einer dumpfen, traurigen Wehmut. Der »Klassenkampf« interessierte sie nicht mehr, ob der Englischlehrer jemanden ungerechterweise prüfte, war ihr gleichgültig, mit der Deutschlehrerin hatte sie ohnehin keine Schwierigkeiten mehr, da sie ihre Aufsätze jetzt selber schrieb. Nasti nahm auch an anderen Sachen, die in der Schule passierten, keinen Anteil. Für einen schwermütigen Menschen ist es kaum von Interesse, dass drei Schlossergehilfen seit einer Woche die Schlösser der Klassentüren erneuern, weil die Türen angeblich so kaputt sind, dass sie beim leisesten Luftzug aufspringen. So einem Menschen ist es auch gleichgültig, wenn alle davon reden, dass in der 8a, während der Geographiestunde, in der der Lehrer über Südafrika gesprochen hatte, jemand laut und deutlich »Bornierter Rassist!« gesagt hatte. Nasti meinte bloß zu Tina: »Die in der Achten sind eben mutig!« Und als Tina antwortete:

»Aber keiner will gerufen haben«, sagte sie: »Blöd wird er sein und sich melden!«
»Nein, nein!«, rief Tina. »Sie haben es wirklich nicht gewusst! Ganz aufgeregt waren sie! Sie haben diese Stimme überhaupt noch nie gehört!« Aber da hatte sich Nasti schon wieder abgewendet und war in ihre Wehmut versunken.
Eines allerdings fiel Nasti schon auf. Der Hannes stotterte nicht mehr, wenn er drankam. Und alles, was er in der Pause gewusst hatte, fiel ihm bei den Prüfungen auch wieder ein. Soweit sich ein wehmütiges Kind freuen kann, freute sich Nasti darüber. Einmal bemerkte sie sogar, dass der Hannes, als er zur Tafel ging, kicherte. Sie fragte den Hannes in der Pause: »Wo ist denn deine Angst hin?«
Der Hannes sagte: »Ich weiß es wirklich nicht. Aber in letzter Zeit fallen mir dauernd so komische Sachen ein, dass ich kichern muss!«
Und dann, in einer Mathestunde, schreckte Nasti aus ihrer Wehmut hoch. Der Mathelehrer war ein lieber Mensch. Gar nicht streng. Gar nicht ungerecht. Gar nicht launenhaft. Die Kinder in Nastis Klasse mochten ihn auch recht gern, aber sie benahmen sich oft ekelhaft. Besonders dann, wenn vor der Mathestunde eine Englischstunde gewesen war. Beim Haberl hatten sie brav den Mund gehalten, weil sie Angst hatten, und in der Mathestunde rissen sie ihn dann doppelt so weit auf. Sie lachten und tratschten, und wenn der Matheleh-

rer »Bitte, Ruhe« rief, ignorierten sie das, weil sie wussten, dass er nie ins Klassenbuch eintrug, keine Strafen austeilte und niemanden zum Direktor schickte.
Vor dieser Mathestunde war auch eine Englischstunde gewesen. Eine, in der der Haberl dauernd herumgebrüllt hatte. (Er hatte Leberdrücken gehabt.)
Der Gerold und die Gabriele benahmen sich in der Mathestunde besonders störend. Zuerst tratschten sie bloß miteinander, dann aßen sie Schokolade und warfen Stanniolkugeln herum. Der Mathelehrer bemühte sich vergeblich. »Gabriele, Gerold, aufhören, bitte«, bat er. Solange er zu den beiden hinschaute, hörten die auch zu werfen und zu kichern auf. Als er sich aber wieder zur Tafel drehte, nahm die Gabriele ihren roten Radiergummi und zielte auf den Rücken vom Mathelehrer und schoss. Der Radiergummi kam nicht bis zum Mathelehrer. Mitten im Flug machte er plötzlich kehrt und sauste durch die Luft zu Gabriele zurück und traf sie an der Stirn.
»Hast du das gesehen?«, flüsterte Tina.
Alle in der Klasse hatten es gesehen. Und alle waren ziemlich verdattert und verstört. Nasti aber saß kerzengerade und angespannt wie eine Katze vor einem bewohnten Mauseloch. Das kann nur die Rosa, dachte sie. Die Rosa muss da sein! Und wenn die Rosa hier ist, dann muss sie doch zu mir kommen!
Nasti saß noch etliche Minuten lang wie die Katze vor dem Mauseloch – die anderen in der Klasse hatten sich

inzwischen schon wieder beruhigt –, dann fühlte sie Warmes, Weiches an ihrer Wange. Nastis Muskeln entspannten sich, sie lehnte sich zurück, die Rosa Riedl flüsterte ihr ins Ohr: »Na, Madl, wie geht's denn? Hast dir schon Angst um mich gemacht?«

Nasti nickte.

»Geht mir aber eh gut, Madl! Die Angst in der Truhen war nicht sehr arg, weil mich der Patschuli-Geruch beruhigt hat!«

Nasti stand auf. »Bitte, ich muss hinaus!« Der Mathelehrer winkte ihr die Erlaubnis zu. Nasti tastete nach der Hand der Rosa und zog sie mit sich.

Im Gang sagte die Rosa: »Madl, hättest doch bis zur Pause gewartet. Versäumst ja die Achtel und die Zweiunddreißigstel!«

»Die sind mir doch Wurscht!«, rief Nasti und zog die Rosa zum Klo hin.

»Aber mir net«, murmelte die Rosa. »Im Bruchrechnen war ich seinerzeit schwach. Das möcht ich jetzt nachholen!«

Nasti schob die Rosa in ein Klo hinein und verriegelte die Tür. Die Rosa hockte sich auf die Muschel, Nasti setzte sich im Türkensitz auf den Boden. »Rosa, erzähl!«, verlangte sie. »Wieso bist du da? Ich kenn mich überhaupt nimmer aus!«

Die Rosa erzählte:

»Aufgewacht bin ich, wie der Dobrowolny die Truhe zugeklappt hat. Aber ich hab mir gesagt, jetzt kannst du gar nichts machen, jetzt musst du nur schauen, dass du mit deiner Angst zurechtkommst. Der Patschuli hat mir dabei sehr geholfen. Ich bin nach einer Weile sogar wieder eingeschlafen. Und wie ich aufgewacht bin, hab ich Stimmen gehört. Eine Männerstimme und eine Kinderstimme. Ich hab mir gedacht, ich warte, bis der Mann weg ist, und rede dann mit dem Kind, weil mit Kindern red ich mir leichter. Aber das war falsch gedacht! Wie ich mich bemerkbar gemacht hab, hat der Bub zum Schreien angefangen. Wie am Spieß hat der gebrüllt. Ein schreckliches Kind. Ich habe ihm gut zugeredet, aber er hat immer ärger gebrüllt. Der Papa ist wiedergekommen und der Bub hat geheult: ›Die Truhe stöhnt!‹ Der Papa, ein gewisser Filzmeier, wie ich später erfahren habe, der hat mit Engelszungen auf den Buben eingeredet: ›Aber, Andi! Aber, Andi.‹ Stundenlang ist das so gegangen. Dann ist der Andi endlich eingeschlafen und der Papa aus dem Zimmer raus. Ich hab mich schon darauf gefasst gemacht, die ganze Nacht in der Truhe bleiben zu müssen, aber dann hat dauernd das Telefon geläutet und auf einmal kommt der Filzmeier herein und packt die Truhe und schleift sie aus dem Zimmer. Meter um Meter bin ich dahingeholpert und der Filzmeier hat gemurmelt: ›Bitte! Mach ich den Deckel halt auf! Dass die Idiotin eine Ruhe gibt! Aber nicht im Zimmer vom Andi! Der wird mir ja krank von dem widerlichen Patschuli-Gestank!‹ Und dann ist der Deckel aufgegangen und ich war befreit.

Zuerst wollt ich gleich heimgehen, aber ich hab Angst gehabt, dass ich mich verirre, so mitten in der Nacht. Ich hab gewartet, bis es hell wird, und weil mir langweilig war, hab ich dem Andi seine Schulsachen durchgeschaut, und da hab ich entdeckt, dass er in dieselbe Schule geht wie du. Na, und dann war alles ein Kinderspiel! Wie der Andi in die Schule ist, hab ich mich an einer Schultaschenecke festgehalten und bin hinterher! Drei Gassen hinunter, in die Straßenbahn rein, vier Stationen, dann wieder raus. Umsteigen in die andere Straßenbahn, zwei Stationen, dann wieder raus und drei Gassen hinauf! Und da bin ich jetzt!«
Die Rosa schwieg.
Nasti rief: »Du bist also seit über einer Woche hier?«
»Ja«, sagte die Rosa.
»Und wieso bist du nicht zu mir gekommen?«
»Madl, am ersten Tag hab ich dich gesucht wie eine Stecknadel im Heuhaufen, aber da warst du nicht hier!«
»Ich war krank vor Angst deinetwegen!«
»Und am zweiten Tag hab ich dich gesehen und mich dir andauernd nähern wollen, aber in den Stunden war es mir zu gefährlich und in den Pausen auch. Weil, ihr rennt da ja herum wie die Deppen, da kann man ja eine Angst kriegen! Seinerzeit in meiner Schule, da war das anders. Meine Schule, die war eine Gruft gegen dieses Haus da!«
»Und jetzt hast keine Angst mehr?«

»Sowieso!«, sagte die Rosa stolz. »Ich hab mich schon eingewöhnt! Ich geh ganz dicht bei der Mauer, da rennt mich keiner um und tritt mich keiner zusammen!«

»Und warum warst du dann trotzdem nicht bei mir?«

»In deiner Klasse war ich eh oft. Aber der Hannes hat mich gebraucht. Ich hab alle Hände voll mit dem Hannes zu tun gehabt. Und dem Mathelehrer muss man ja auch beistehen. Und den Englischlehrer hab ich oft zwicken müssen, wenn er gemein war.« Die Rosa wurde von Satz zu Satz eifriger. »Ich sag dir, ich bin noch gar nicht so alt! Herumgesaust bin ich diese Woche mehr als in den letzten dreißig Jahren zusammen! Mit dem Hannes war ich sogar zu Haus. Der Mutter hab ich gut zugeredet und dem Vater hab ich einen Schreck eingejagt! Der war nicht von schlechten Eltern! Der greift mir den Buben nimmer an! Das sag ich dir!« Die Rosa seufzte zufrieden.

»Und was ist jetzt?«, fragte Nasti.

»Jetzt muss ich in den Physiksaal hinauf«, sagte die Rosa, »weil die 7b ist zu dem jungen, neuen Chemielehrer so unausstehlich, der weint fast nach der Stund. Und dann geh ich in die 3c, den Lateinlehrer kitzeln, damit er auch einmal lacht. Und um zwölf bin ich bei einer Disziplinarkonferenz wegen der blonden Kleinen aus der 4b. Weißt, ihren Klassenvorstand muss ich ein bisserl auf Touren bringen. Der ist zwar auch für das Madl, aber wenn ich nicht dabei bin, traut er sich gegen die Kollegen nicht reden.«

»Und dann?«
»Dann halt ich meinen Mittagsschlaf – ich wohn jetzt im Keller bei der Heizung –, weil, ich muss fürs Nachmittagsturnen fit sein. Heut zieh ich die Tina aufs Tau hinauf, damit dem Haberl das blöde Grinsen vergeht!«
»Du kommst doch selber nicht hinauf«, sagte Nasti.
Die Rosa flüsterte: »Madl, ich sag dir was – nur dir –, ich glaub, ich lern das Schweben wieder! Über den großen Konferenzzimmertisch bin ich schon drüber! Was sagst dazu?«
Nasti sagte nichts. Sie stand auf und entriegelte die Klotür.
»Heut beim Nachmittagsturnen sehn wir uns eh«, sagte die Rosa. Nasti nickte und verließ das Klo. Die Rosa kam hinter ihr her. »Bist mir bös, Madl?« Nasti schüttelte den Kopf. Die Rosa legte sich weich und warm um Nasti. »Wenn du mich brauchst, weißt eh, dann singst du: ›Rosa, wir fahrn nach Lodz‹, gelt?«
Nasti nickte. Dann war das Warme, Weiche um Nasti herum verschwunden. Nasti kehrte in die Klasse zurück. Sie setzte sich auf ihren Platz.
»Ist dir nicht gut?«, fragte Tina.
Nasti nahm einen Zettel aus der Tasche und schrieb darauf: »Die Rosa Riedl ist Schul-Schutzgespenst geworden!«
Tina zog den Zettel auf ihre Pultseite, grinste über das ganze dicke Gesicht und schrieb auf den Zettel: »Wunderbar!«

Nasti holte sich den Zettel zurück, starrte auf das Wunderbar, und das Wunderbar verschwamm vor ihren Augen, weil die Augen voll Tränen waren. Und dann hörte Nasti eine ganz leise Stimme sagen: »Egozentrisches Einzelkind!« Ob das nun die Stimme der Rosa Riedl war oder bloß die Erinnerung an die Stimme vom Papa, wie er beim Telefon gesessen war und den Dobrowolny anklingeln wollte, wusste Nasti nicht. Doch sie antwortete der Stimme genauso leise: »Gar nicht wahr!«

Und dann schrieb sie unter Tinas Wunderbar: »Ja, das ist wunderbar für uns!«

Ein paar Wörter, die vielleicht nicht gleich jede/-r versteht

abgefeimt: durchtrieben

Allibert: Eigentlich ein Firmenname. Hier: Spiegelschränkchen über dem Waschbecken

Bagage: Bande

Bartwisch: kleiner Besen, Handfeger

Binkel: nicht sehr grobes Schimpfwort

Buchteln: Eine Mehlspeise aus Hefeteig, oft mit Marmelade gefüllt

Dekagramm: In Österreich gebräuchliche grundlegende Gewichtseinheit. 100 Dekagramm (dag) = 1 Kilogramm. Man verlangt also z.B. 10 Dekagramm Wurst statt 100 Gramm.

Depp: ungeschickter, dummer Mensch

Dülle: Auch in Wien sagt man nicht Dülle, sondern Dille oder Dillkraut für Dill. Die Frau Dostal sagt Dülle, weil sie »fein« reden will, in Wirklichkeit ist es falsch.

eh: ohnehin

Erdäpfel: Kartoffeln

Erlagschein: Zahlschein, Einzahlungsschein bei der Post

Flotte Lotte: Passiergerät. Man kann damit Apfelmus oder Kartoffelbrei machen.

grantig: mürrisch, schlecht gelaunt

beim Heurigen: Wirtschaft, in der junger Wein ausgeschenkt wird

Kaiserschmarrn: In kleine Stücke zerstoßener Eierkuchen, oft mit Rosinen

keppeln: keifen

Kölch: In Wien sagt man Kelch für Kohl. Kölch sagt wieder nur die Frau Dostal, weil sie glaubt, das sei »fein«.

Kredenz: Anrichteschrank

Krot: Kröte

Kurrent: Alte Leute schreiben vielfach auch heute noch in Kurrentschrift, d.h. in deutscher Schrift, im Unterschied zu der jetzt üblichen Lateinschrift.

Madl: Mädchen

Marillen: Aprikosen

Oberlichte: Oberer Teil eines mehrteiligen Fensters, der zum Lüften geöffnet werden kann

Ohrwascheln: Ohren

patschert: ungeschickt

Plafond: Zimmerdecke

Powidl: Pflaumenmus

Raunzen: wehleidige Frau

Reindl: flacher Kochtopf

Schleichhandel: Als im Krieg die Lebensmittel knapp wurden, konnte man Brot, Milch, Butter, Fleisch, Wurst, Teigwaren, Zucker, aber auch Kleiderstoffe, Zigaretten u.a. nur gegen den Abschnitt von bestimmten Formularen, den Lebensmittelkarten, kaufen. Wer ohne Lebensmittelkarten Nahrungsmittel kaufte oder verkaufte, betrieb Schleichhandel und das war verboten.

sekkieren: belästigen

Trafik: Tabakladen

sich tummeln: sich beeilen

verhatscht: ausgelatscht

wacheln: wedeln, fächeln

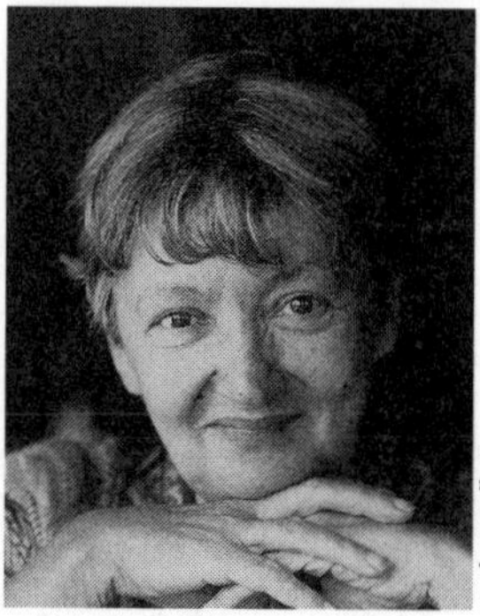

Christine Nöstlinger

Christine Nöstlinger, geboren 1936, lebt in Wien. Nach dem Abitur studierte sie Gebrauchsgrafik an der Akademie für angewandte Kunst in Wien und begann, für Tageszeitungen und Magazine zu arbeiten. 1970 schrieb und zeichnete sie ihr erstes Kinderbuch, das auf Anhieb ein Erfolg wurde. Seitdem veröffentlichte sie Gedichte, Romane, Filme und zahlreiche Kinder- und Jugendbücher. Bei Beltz & Gelberg sind u. a. erschienen: *Wir pfeifen auf den Gurkenkönig* (Deutscher Jugendbuchpreis), *Der Hund kommt!* (Österreichischer Staatspreis), *Der Neue Pinocchio*, *Der Zwerg im Kopf* (Zürcher Kinderbuchpreis »La vache qui lit«), *Zwei Wochen im Mai*, *Einen Vater hab ich auch*, *Oh, du Hölle!*, *Das Austauschkind*, *Olfi Obermeier und der Ödipus*, die *Gretchen Sackmeier*-Romane und *Luki live*. Für ihr Gesamtwerk wurde Christine Nöstlinger mit dem internationalen Hans-Christian-Andersen-Preis und mit dem Astrid-Lindgren-Gedächtnispreis ausgezeichnet.

Christine Nöstlinger

Am Montag ist alles ganz anders

Roman, 128 Seiten (ab 10), Gulliver TB 78160

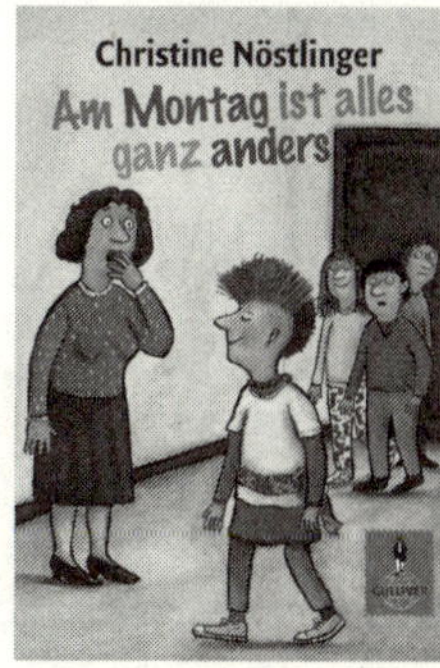

Wie kommt man zu einer Punkfrisur? So bunt und grell, dass die Leute sagen: »O Gott, diese Jugend von heute …« Kathi hat Glück. Kathi hat nämlich Läuse. Da müssen die langen Haare weg. Und Kathis Großmutter macht ihr eine Wunschfrisur. Was sie sonst noch alles unternehmen und warum am Montag alles ganz anders ist, erzählt Christine Nöstlinger in diesem vergnüglichen Buch.

Klaus Kordon

Paula Kussmaul lässt nicht locker

Das erste Abenteuer von Paula Kussmaul

Roman, 160 Seiten (ab 9), Gulliver TB 78572

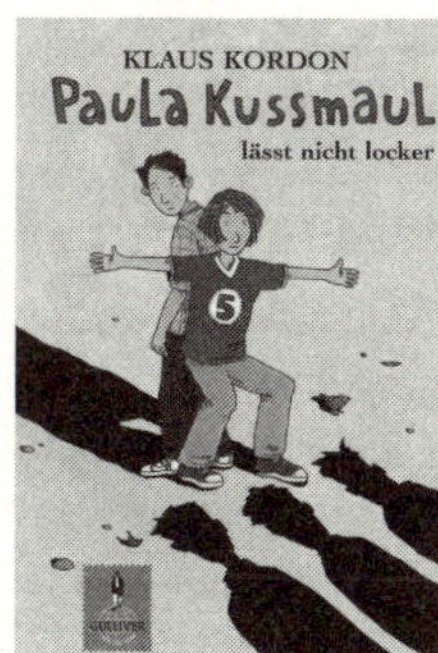

Ein neuer Mitschüler kommt in Paulas Klasse: Enno. Er wohnt im Vorderhaus, hat einen Papagei namens Manolito und ist in Peru aufgewachsen. Da könnte er ruhig mal was erzählen! Aber Enno spricht mit keinem und stößt auf massive Ablehnung. Für Paula steht fest: Sie muss eingreifen!

GULLIVER
www.gulliver-welten.de
Beltz & Gelberg, Postfach 10 01 54, 69441 Weinheim

Peter Härtling

Ben liebt Anna

Mit Bildern von Eva Muggenthaler
Erzählung, 96 Seiten (ab 8), Gulliver TB 78981
Zürcher Kinderbuchpreis »La vache qui lit«
Auswahlliste zum Deutschen Jugendbuchpreis

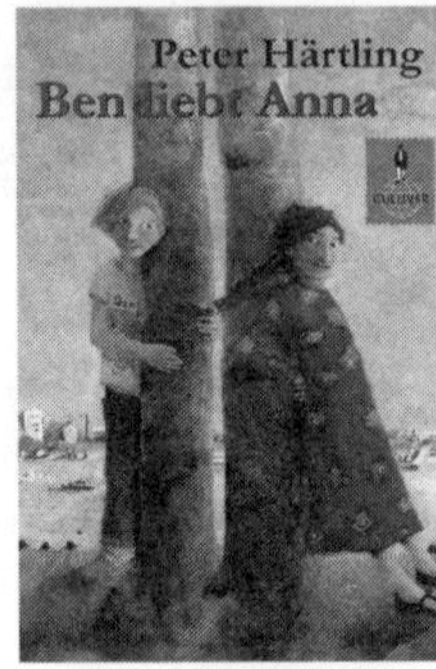

Ben liebt Anna, das Aussiedlermädchen, das neu in die Klasse kommt. Und auch Anna hat Ben eine Weile sehr lieb gehabt. Eine schöne, aber auch schwierige Zeit: Da gibt es Aufregung und Gekränktsein und Eifersucht, Streit mit Freunden und immer wieder die Angst, ausgelacht zu werden …

Peter Härtling

Fränze

Mit Bildern von Peter Knorr
Roman, 112 Seiten (ab 11), Gulliver TB 78170

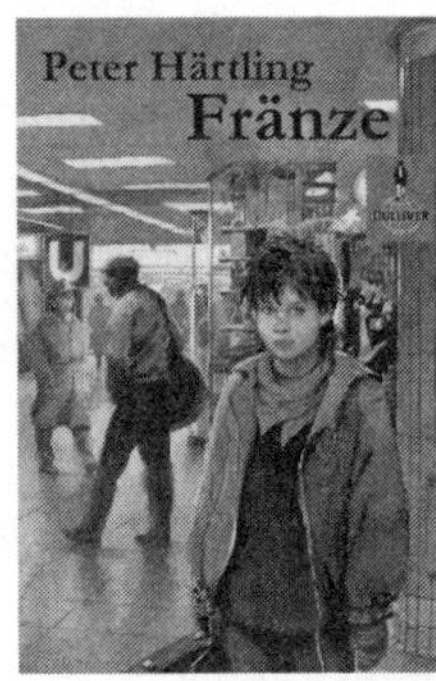

Als Fränzes Vater anfängt, sich nicht mehr wie gewohnt zu verhalten, fängt Fränze an, über alles nachzudenken. Aber was soll eine Zwölfjährige schon tun, wenn der Vater arbeitslos ist und nicht mehr mit sich reden lässt?! Nun sieht Fränze sich selbst und ihren Vater ganz anders. Sie handelt mutig und zugleich verzweifelt und setzt damit etwas in Bewegung.

GULLIVER
www.gulliver-welten.de
Beltz & Gelberg, Postfach 10 01 54, 69441 Weinheim

Simone Klages

Rosies Entführung

Das Stempelbuch mit dem ersten und einzigen Radiergummikrimi

Mit Bildern von Simone Klages
192 Seiten (ab 10), Gulliver TB 78421

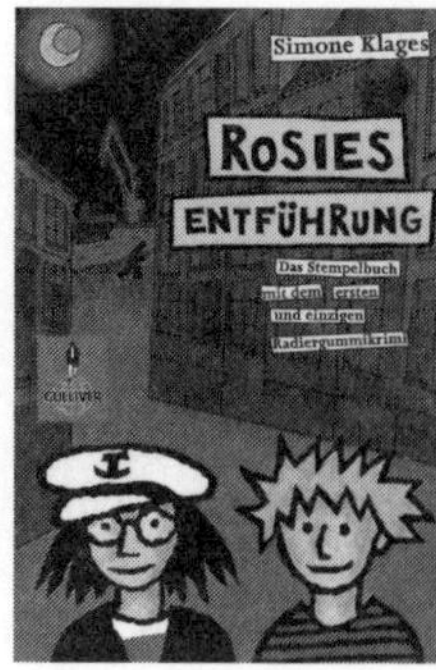

Rote Haare, Kapitänsmütze, Gummistiefel: Die Neue, die mitten in die Mathestunde platzt, ist in jeder Hinsicht ungewöhnlich. Rosie erzählt die dollsten Geschichten. Wolle ist begeistert, doch ob er das alles glauben soll, weiß er nicht so recht. Als ein Überfall auf den Postladen für Aufregung sorgt und Rosie plötzlich verschwunden ist, macht er sich unverzüglich auf Spurensuche. – Mit einem Mitmachteil!

Gery Greer / Bob Ruddick

Die Insel ist zu klein für uns vier

Aus dem Amerikanischen von Ernst Bär
Abenteuer-Roman, 144 Seiten (ab 11), Gulliver TB 78990

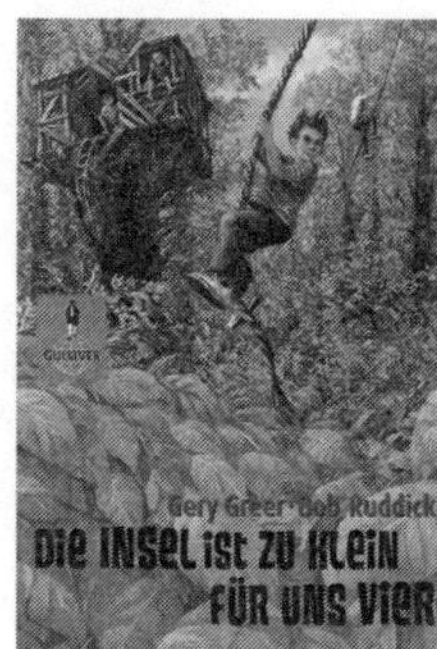

Scott Wilson und sein bester Freund Pete haben einen großartigen Plan. Ganz allein wollen sie eine Woche auf der Schildkröteninsel campen. Doch es läuft nicht nach Plan. Schlimm genug, dass sie schon bei ihrer Ankunft ihr Kanu kentern lassen. Aber dass sie dabei auch noch von zwei Mädchen beobachtet werden, das ist dann doch zu viel …

GULLIVER
www.gulliver-welten.de
Beltz & Gelberg, Postfach 10 01 54, 69441 Weinheim

Elisabeth Honey

Ein wilder Sommer am Fluss und alles, was passiert ist

Mit Bildern von Elisabeth Honey
Aus dem Englischen von Heike Brandt
Roman, 208 Seiten (ab 10), Gulliver TB 78971

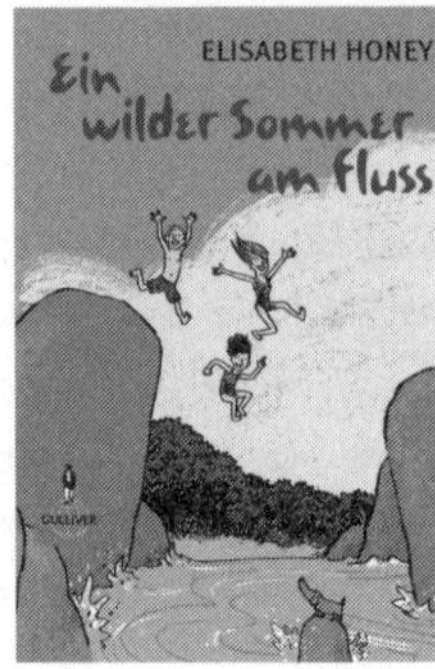

Henni und ihre Freunde aus der Stellastraße machen sich zu einem Abenteuer-Camping-Urlaub auf, mitten in der australischen Wildnis. Alle fühlen sich rundum wohl – doch dann passiert eine verrückte Geschichte nach der anderen. Die Kinder lernen den alten Jim kennen, und jemand versucht, sie mit allen Mitteln von diesem zauberhaften Ort zu vertreiben …

Nikolaus Piper

Felix und das liebe Geld

Roman vom Reichwerden und anderen wichtigen Dingen
368 Seiten (ab 12), Gulliver TB 74079

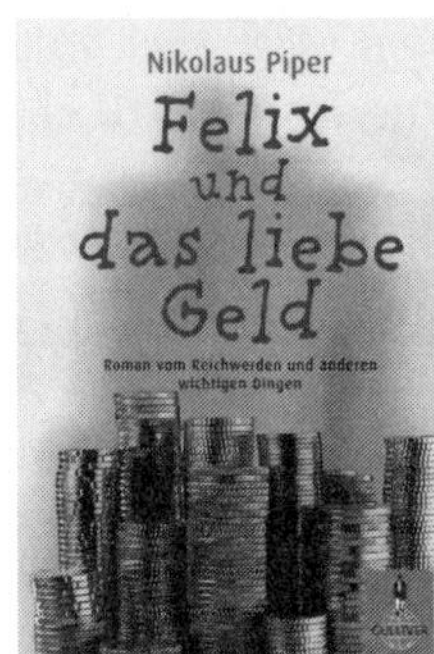

Felix und sein Freund haben ein großes Ziel: Sie wollen reich werden. Aber richtig reich, nicht so, wie man es mit Rasenmähen und Brötchenausfahren werden kann. Und sie haben Glück: Sie finden einen Goldschatz. Doch wo viel Geld ist, sind auch zwielichtige Gestalten nicht fern, die es an sich bringen wollen. Ein Roman, in dem so gut wie alles steht, was man über Geld und Wirtschaft wissen sollte.

GULLIVER
www.gulliver-welten.de
Beltz & Gelberg, Postfach 10 01 54, 69441 Weinheim